W0253950

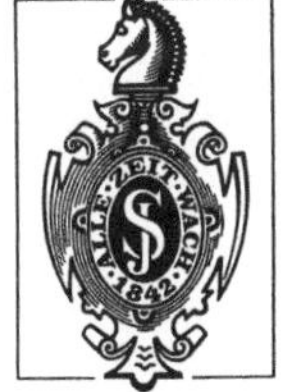
ALLE ZEIT WACH
1842

Therapie mit Herzglykosiden

Herausgegeben von Erland Erdmann

Unter Mitarbeit von
H.-D. Bolte H.-J. Gilfrich J. Kuhlmann
E. E. Ohnhaus U. Peters N. Rietbrock
G. Steinbeck B. G. Woodcock

Mit 29 Abbildungen

Springer-Verlag
Berlin Heidelberg New York 1983

Priv.-Doz. Dr. Erland Erdmann
Ludwig-Maximilians-Universität München,
Klinikum Großhadern, Medizinische Klinik I,
Marchioninistraße 15, 8000 München 70

ISBN-13: 978-3-642-69047-1 e-ISBN-13: 978-3-642-69046-4
DOI: 10.1007/978-3-642-69046-4

CIP-Kurztitelaufnahme der Deutschen Bibliothek
Therapie mit Herzglykosiden / hrsg. von E. Erdmann. Unter Mitarb. von H.-D. Bolte ...
- Berlin ; Heidelberg ; New York : Springer 1983.
ISBN-13: 978-3-642-69047-1

NE: Erdmann, Erland [Hrsg.]; Bolte, Heinz-Dietrich [Mitverf.]

2119/3140-543210

Vorwort

In seinem berühmt gewordenen Buch „An Account of the Foxglove and Some of its Medical Uses" schrieb William Withering 1785 in den Schlußfolgerungen: „It (Digitalis) has a power over the motion of the heart to a degree yet unobserved in any other medicine, and this power may be converted to salutary ends". Im wesentlichen aber verordnete er seine Fingerhutextrakte gegen die Wassersucht, ohne daß ihm der primär kardiale Angriffspunkt der Herzglykoside und damit die eigentliche Therapie der hydropischen Herzinsuffizienz bewußt waren. Die günstigen Wirkungen der Herzglykoside wurden in späteren Zeiten nicht mehr gesehen, vorwiegend wegen fehlender Standardisierung der Zubereitungen und deshalb sich häufender toxischer Nebenwirkungen. Andererseits gab es keine klaren Vorstellungen über den Wirkungsmechanismus und die Indikationsbereiche. Herzglykoside wurden u. a. gegen Gicht, Epilepsie, Pthisis sowie als Diuretikum verordnet.

Mehr als 100 Jahre nach dem Erscheinen des Buches von Withering soll dann Bernhard Naunyn geäußert haben: „Ohne Digitalis möchte ich nicht Arzt sein". Wenn man die große Zahl der Glykosidverordnungen in Deutschland oder die lange Reihe der Glykosidpräparate in der „Roten Liste" vor Augen hat, scheint dieser Satz auch heute noch gültig zu sein.

Bei kritischer Durchsicht der vorliegenden Literatur fällt auf, daß lediglich die kardial bedingte Tachyarrhythmia absoluta eine unumstrittene Indikation für die Herzglykosidtherapie ist. Ob die chronische Herzinsuffizienz mit Digitalis überhaupt bzw. besser als mit Diuretika, Vasodilatanzien oder anderen positiv inotrop wirksamen Medikamenten zu behandeln ist, wird international unterschiedlich beurteilt. Auf den Intensivstationen werden Herzglykoside zur Therapie der akuten Herzinsuffizienz mit Sinusrhythmus deutlich weniger gegeben. Die Diskussion über die richtigen Indikationen ist aber trotz mehrfach nachgewiesener hämodynamischer Akutwirksamkeit für diese Pharmaka mit geringer therapeutischer Breite noch nicht abgeschlossen. Die Meinungen gehen weit auseinander, das wird teilweise auch an den Beiträgen der Autoren dieses Buches augenscheinlich. Es fehlen aussagekräftige Langzeitstudien. Dies ist jedoch nicht das ganze Problem. Wir diagnostizieren die „Herzinsuffizienz" an ihren Symptomen, also ihren immer gleichen

Folgeerscheinungen. Der unterschiedlichen Genese der Herzinsuffizienz entsprechend liegen ihr aber pathophysiologisch uneinheitliche Veränderungen auf molekulare Ebene zugrunde. Es ist deshalb keineswegs verwunderlich, wenn eine Gruppe von Medikamenten nicht bei allen Formen der Herzinsuffizienz therapeutisch erfolgreich ist. Trotzdem haben Herzglykoside einen sicheren Platz unter den wirksamen Medikamenten zur Therapie der Herzinsuffizienz. Welche Formen der Herzinsuffizienz besonders gut auf die Glykosidtherapie ansprechen, das ist leider noch nicht eindeutig erwiesen.

Die Kenntnis der pharmakokinetischen Eigenschaften der Herzglykoside ist in den letzten Jahren immens gestiegen. Wahrscheinlich hat dementsprechend auch die Zahl und die Häufigkeit der Nebenwirkungen abgenommen. Ob Interaktionen mit anderen Pharmaka tatsächlich ein großes klinisches Problem darstellen, wird die Zukunft zeigen. Die Begründung für die Verordnung mehrerer, gleichzeitig einzunehmender Medikamente ist häufig fragwürdig. Wie für andere Medikamente gilt aber auch und gerade für die Herzglykoside, daß die Beschränkung der Anwendung auf wenige aber gesicherte Indikationen unseren Patienten in der Regel nutzt.

München, März 1983 Erland Erdmann

Inhaltsverzeichnis

Mitarbeiterverzeichnis

Prof. Dr. H.-D. Bolte
Ludwig-Maximilians-Universität München, Klinikum Großhadern, Medizinische Klinik I, Marchioninistraße 15, 8000 München 70

Prof. Dr. H.-J. Gilfrich
I. Medizinische Klinik des St. Katharinen-Krankenhauses, Seckbacher Landstraße 65, 6000 Frankfurt 60

Priv.-Doz. Dr. J. Kuhlmann
Medizinische Universitätsklinik, Josef-Schneider-Straße 2, 8700 Würzburg

Prof. Dr. E. E. Ohnhaus
Medizinische Universitätsklinik, Hufelandstraße 55, 4300 Essen

Priv.-Doz. Dr. U. Peters
I. Medizinische Klinik A der Universität, Moorenstraße 5, 4000 Düsseldorf

Prof. Dr. N. Rietbrock
Abteilung für klinische Pharmakologie, Klinikum der Johann Wolfgang Goethe-Universität, Theodor-Stern-Kai 7, 6000 Frankfurt 70

Priv.-Doz. Dr. G. Steinbeck
Ludwig-Maximilians-Universität München, Klinikum Großhadern, Medizinische Klinik I, Marchioninistraße 15, 8000 München 70

Dr. B. G. Woodcock
Abteilung für klinische Pharmakologie, Klinikum der Johann Wolfgang Goethe-Universität, Theodor-Stern-Kai 7, 6000 Frankfurt 70

Klinische Pharmakologie

Wirkungsmechanismus der Herzglykoside

E. Erdmann

Der genaue Mechanismus der positiv inotropen Herzglykosidwirkung ist trotz intensiver Forschung in seinen Einzelheiten noch weitgehend unaufgeklärt. Auf der Suche nach den spezifischen Angriffspunkten der kardioaktiven Glykoside wurden Einflüsse vermutet bzw. nachgewiesen auf die Polymerisation des Aktins der Herzmuskelzelle [34], auf die physikochemischen Eigenschaften des Myosins [52], auf die Myosin-ATPase-Aktivität [35], auf die kontraktilen Eigenschaften von Aktomyosinpräparationen [70] oder auf das sarkoplasmatisch-retikuläre System der Herzmuskelzelle [14, 27]. Diese Untersuchungen waren aber entweder mit extrem hohen Herzglykosidkonzentrationen ($>10^{-5}$ mol/l) durchgeführt worden, oder sie ließen sich an entsprechenden Präparationen mit höherer Reinheit nicht reproduzieren (Übersichten s. [9, 41, 62, 69]). Tatsächlich sind im Laufe der Bemühungen, den primären Wirkort der Herzglykoside zu sichern, wohl alle subzellulären Systeme schon einmal mit diesen in geringsten Dosen wirksamen Pharmaka letztlich erfolglos in Verbindung gebracht worden. Als einziger, sicher reproduzierbarer primärer Angriffspunkt der kardioaktiven Steroide an der Zelle hat sich dabei das ($Na^+ + K^+$)-ATPase-System der Zellmembran erwiesen [1, 56]. Dieses von Skou [63] nachgewiesene, membrangebundene Enzymsystem stellt die biochemische Basis für den aktiven, gekoppelten transmembranären Na^+/K^+-Transport der Zellmembran dar [64].

Die ($Na^+ + K^+$)-ATPase läßt sich ebenso wie der aktive Na^+/K^+-Transport bereits durch sehr geringe Herzglykosidkonzentrationen hemmen [11, 29, 60, 62]. Repke [56] fand heraus, daß die Empfindlichkeit der isolierten ($Na^+ + K^+$)-ATPase gegenüber Herzglykosiden sehr genau korreliert mit ihrer positiv inotropen Wirkstärke bei verschiedenen Tierspezies. Diese Untersuchungen sind mehrfach bestätigt worden [5, 7, 16, 62]. Andererseits sind Herzglykoside sehr spezifische Hemmstoffe nur dieses Enzymsystems, für das andere, nicht positiv inotrop aber schon in geringen Konzentrationen inhibierend wirkende Substanzen nicht bekannt sind. Die hohe Spezifität der Herzglykoside für dieses Enzym- bzw. Transportsystem hat dazu geführt, daß es als Rezeptorenzym für Herzglykoside („Digitalisrezeptor") bezeichnet und akzeptiert wurde [1, 3, 30, 55, 61]. Es scheint nach eingehenden biochemischen Analysen aus einem komplex zusammengesetzten Protein mit mehreren Untereinheiten zu bestehen, von denen insbesondere eine Polypeptidkette mit einem Molekulargewicht von etwa 95000 nachgewiesen und isoliert wurde, die sowohl die Herzglykosidbindungsstelle als auch ($Na^+ + K^+$)-ATPase-Aktivität besitzt [25, 33, 36, 54, 58, 59, 67]. Für weitere Details zum strukturellen Aufbau der ($Na^+ + K^+$)-ATPase sei auf [65] verwiesen. Es konnte weiterhin nachgewiesen werden, daß diese Polypeptidkette die Zellmembran so durchspannt, daß die Herzglykosidbindungsstelle („Herzglykosidrezeptor") auf der Außenseite und die enzymatische Aktivität auf der Innenseite der Zellmembran lokalisiert sind [39, 46, 59]. Schon in früheren Untersuchungen war von Hoffman [32] und Perrone u. Blostein [53] an Erythrozyten sowie von Caldwell u. Keynes [10] an Tintenfischaxonen nachgewiesen worden, daß Herzglykoside den transmembranären aktiven Na^+/K^+-Transport nur dann hemmen, wenn sie auf der Membranaußenseite anwesend sind. Innerhalb der Zelle sind sie wirkungslos. Mit Hilfe von kovalent an Albumin gebundenem Digoxin ließ sich dann auch an Herzmuskelzellen nachweisen, daß der gemessene positiv inotrope Effekt auftritt, obwohl diese großen Moleküle nicht intrazellulär eindringen können. Aufgrund technischer Unzulänglichkeiten hatten frühere autoradiographische Untersuchungen keine klare Zuordnung des radioaktiv markierten Digoxins zu bestimmten Zellstrukturen zugelassen [26]. Inzwischen ist einwandfrei – auch durch entsprechende Messungen an schlagenden, kultivierten Herzmuskelzellen [47] – nachgewiesen worden, daß die Herzglykosidbindungsstelle einen Teil der $(Na^+ + K^+)$-ATPase darstellt und auf der Membranaußenseite lokalisiert ist [58, 62, 66].

Erstmalig haben Matsui u. Schwartz [45] mit Hilfe von radioaktiv markiertem Digoxin eine spezifische Bindungsstelle für Herzglykoside an Herzmuskelzellmembranen nachgewiesen. Weitere Untersuchungen haben eine zeit- und temperaturabhängige, reversible und quantifizierbare Herzglykosidrezeptorbindung ergeben [17–20]. Diese Bindung erfolgt mit unterschiedlicher Affinität für die verschiedenen Herzglykoside, entsprechend ihrer Molekülstruktur. Untersuchungen der Struktur-Wirkungsbeziehungen für die Rezeptorbindung korrelieren mit denen der $(Na^+ + K^+)$-ATPase-Hemmung und der positiven Inotropie [24]. Beim Menschen wurden für Digoxin z. B. eine Dissoziationskonstante für die Rezeptorbindung von 2 nmolar und etwa 1000 Rezeptoren pro μm^2 Membranoberfläche im Herzen gemessen [4, 15, 16, 18, 19, 20, 42, 71]. Vereinzelte Berichte über eine Stimulation der $(Na^+ + K^+)$-ATPase durch Herzglykoside haben sich bei Nachprüfungen als falsch erwiesen [13, 28, 62]. Eine Detaildiskussion dieses Problems findet sich bei Noble [50].

Diese zitierten Messungen an isolierten Membranpräparationen wurden kürzlich eindrucksvoll bestätigt durch mehrere vergleichende Untersuchungen der Herzglykosid-Rezeptorbindung, der Kontraktionskraftzunahme und der $(Na^+ + K^+)$-ATPase-Hemmung an intakten Herzen bzw. Herzpräparaten [2, 9, 48, 72]. Danach ist eine Korrelation zwischen der Herzglykosidbindung und der Kontraktionskraftzunahme gesichert. Die gleichzeitig gemessene $(Na^+ + K^+)$-ATPase-Aktivität bzw. der glykosidsensitive $^{86}Rb^+$-Transport wird von einigen Arbeitsgruppen als gehemmt [2, 38, 48, 72], von anderen als unbeeinflußt [30, 31] oder gar als stimuliert [50] gemessen. Andererseits sind einige Autoren gar der Meinung, daß die Hemmung der $(Na^+ + K^+)$-ATPase auch nach dem Auswaschen der positiv inotropen Herzglykosidwirkung noch persistiert [49, 51]. Da die zugrundeliegenden Untersuchungen der Enzymaktivität nach Zerstörung des Gewebes und nachfolgender Isolierung der Zellmembranen durchgeführt wurden, sind die letzteren Ergebnisse fragwürdig und nicht mit den neueren Messungen vergleichbar [16]. Elektrophysiologische Messungen [12] haben ebenso wie Untersuchungen mit natriumselektiven Elektroden [40] ergeben, daß Herzglykoside in positiv inotropen Konzentrationen eine Hemmung des aktiven Kationentransportes mit konsekutiver intrazellulärer

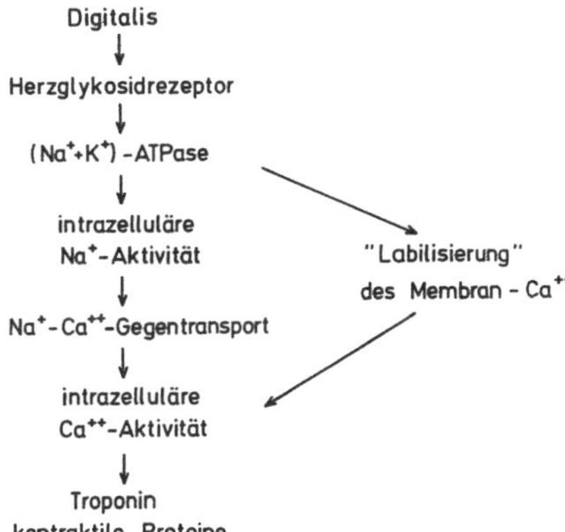

Abb. 1. Schema der Herzglykosidwirkung

Natriumaktivitätserhöhung verursachen. Möglicherweise fehlt aber bei den relativ digitalisinsensitiven Spezies (z. B. Ratte) diese strenge Verknüpfung zwischen Glykosidbindung und Hemmung der $Na^{+}+K^{+}$)-ATPase und des aktiven Na^{+}/K^{+}-Transportes [22]. Am Rattenherzen haben wir ebenso wie am Meerschweinchen Hinweise für zwei verschiedene Herzglykosidrezeptoren gefunden [22]. Dieser Punkt bedarf jedoch noch weiterer Forschung, da Unterschiede zwischen digitalissensitiven und -insensitiven Spezies zu bestehen scheinen. Dies würde auch unterschiedliche Ergebnisse der verschiedenen Arbeitsgruppen erklären [23] (Abb. 1).

Bis zu diesem Punkt kann man den weitgehend experimentell gesicherten Wirkungsmechanismus der Herzglykoside zusammenfassen: Das Herzglykosidmolekül wird vom spezifischen Rezeptor, der $(Na^{+}+K^{+})$-ATPase, mit hoher Affinität gebunden, dadurch wird das Enzym und damit der aktive Na^{+}/K^{+}-Transport zumindest bei den digitalisempfindlichen Spezies (Schaf, Hund, Katze etc.) gehemmt. Eine Hemmung des aktiven Na^{+}-Transportsystems führt zur intrazellulären Akkumulation von Na^{+}, welches über den elektroneutralen Na^{+}/Ca^{++}-Carrier eine Stimulation des Ca^{++}-Einwärtsstromes bewirkt [8, 38, 57]. Die temporäre Zunahme des intrazellulären Ca^{++} aktiviert die kontraktilen Proteine dann im Sinne der positiven Inotropie.

Diese, im wesentlichen von Langer [37, 38] vertretene Hypothese beschreibt die Kontraktionskraftzunahme ebenso wie die toxischen Erscheinungen nach Glykosidexposition und sieht letztere bei allzu großer intrazellulärer Na^{+}-Akkumulation im fließenden Übergang von den Wirkungen zu den Nebenwirkungen.

Andere Autoren sehen die intrazelluläre Na^{+}-Anreicherung als Ausdruck der $(Na^{+}+K^{+})$-ATPase-Hemmung bereits als toxische Wirkung [6, 43, 44, 50]. Sie erklären die erhöhte intrazelluläre Ca^{++}-Konzentration, die zur Kontraktionskraftzunahme führt, zwar ebenfalls als glykosidbedingt, aber ohne vorherige Hemmung der $(Na^{+}+K^{+})$-ATPase. Vielmehr soll die $(Na^{+}+K^{+})$-ATPase durch die Glykosidbindung eine Konformationsänderung erfahren, die dazu führt, daß aus umgebenden Membranlipiden Ca^{++} freigesetzt wird. Damit wäre keine kausale Verknüpfung zwischen der Hemmung des Na^{+}/K^{+}-Transportes und der therapeutischen Wirkung der Herzglykoside vorhanden. Da der experimentelle Beweis für die „Labilisierung" des membrangebundenen Ca^{++} durch die Konformationsände-

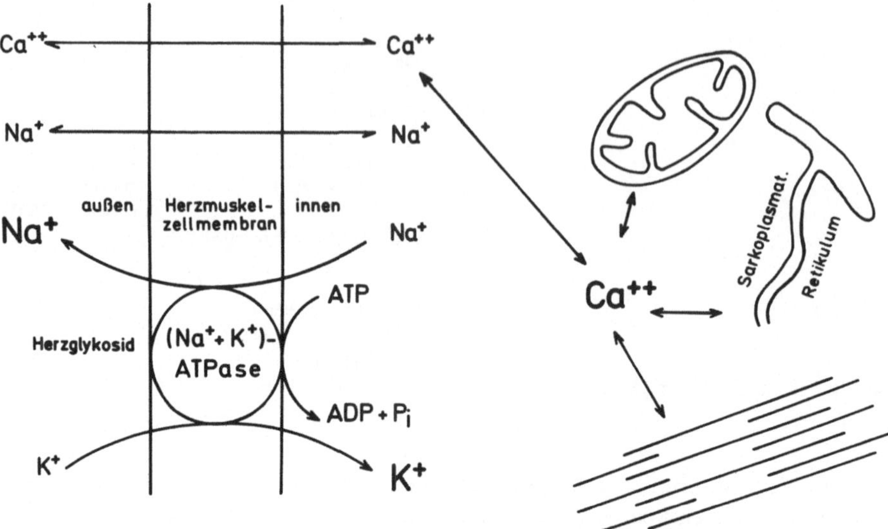

Abb. 2. Schematische Darstellung der Herzglykosidwirkung: Herzglykoside werden von der ($Na^+ + K^+$)-ATPase spezifisch gebunden, deshalb wird dieses Enzym auch das Digitalisrezeptorenzym genannt. Durch die Digitalis-Rezeptorbindung wird die ($Na^+ + K^+$)-ATPase-Aktivität und damit der Na^+-Efflux sowie der K^+-Influx gehemmt. Daraus resultiert, zumindest zeitweise während des kardialen Zyklus, eine intrazelluläre Na^+-Akkumulation. Diese führt über den Na^+-Ca^{++}-Gegentransport zu einer intrazellulären Erhöhung des Ca^{++}, welches die kontraktilen Proteine verstärkt aktiviert. Eine vollständige Hemmung der ($Na^+ + K^+$)-ATPase führt zu einem permanenten intrazellulären Kaliumverlust sowie zu einer massiven Na^+-Akkumulation und damit zu Depolarisation, Herzrhythmusstörungen und Kontraktur

rung der ($Na^+ + K^+$)-ATPase schwer zu erbringen ist, dürfte diese Hypothese der molekularen Herzglykosidwirkung wohl weiterhin kontrovers bleiben (Abb. 2).

Es bleibt aber festzuhalten, daß zumindest einige Schritte der zum positiv inotropen Effekt führenden Herzglykosidwirkung gut verständlich geworden sind. So folgt die Glykosid-Rezeptorbindung dem Massenwirkungsgesetz [21] und erfüllt die Kriterien, die an einen Pharmakonrezeptor gestellt werden [17, 68], insbesondere die Koppelung der Pharmakonrezeptorbindung mit dem pharmakologischen Effekt. Die zwischen der Herzglykosidbindung und der Herzglykosidwirkung liegenden und teilweise noch umstrittenen Schritte auf der molekularen Ebene werden hoffentlich in den nächsten Jahren genauer beschrieben werden.

Literatur

1. Akera T (1977) Membrane adenosinetriphosphatase: A digitalis receptor? Science 198: 569–574
2. Akera T, Brody TM (1978) The role of Na^+, K^+-ATPase in the inotropic action of digitalis. Pharmacol Rev 29: 187–220
3. Akera T, Baskin SI, Tobin T, Brody TM (1973) Ouabain: Temporal relationship between the inotropic effect and the in vitro binding to, and dissociation from, ($Na^+ + K^+$)-activated ATPase. Naunyn-Schmiedebergs Arch Pharmacol 277: 151–162

4. Allen JC, Schwartz A (1970) Effects of potassium, temperature and time on ouabain interaction with the cardiac Na^+, K^+-ATPase: Further evidence supporting an allosteric site. J Mol Cell Cardiol 1: 39–45
5. Allen JC, Entman ML, Schwartz A (1975) The nature of the transport adenosine triphosphatase-digitalis complex. VIII. The relationship between in vivo-formed (^3H)-ouabain-Na^+, K^+-adenosine triphosphatase complex and ouabain-induced positive inotropism. J Pharmacol Exp Ther 192: 105–112
6. Bentfeld M, Lüllmann H, Peters T, Proppe D (1977) Interdependence of ion transport and the action of ouabain in heart muscle. Br J Pharmacol 61: 19–27
7. Besch HR, Allen JD, Glick G, Schwartz A (1970) Correlation between the inotropic action of ouabain and its effects on subcellular enzyme systems from canine myocardium. J Pharmacol Exp Ther 171: 1–13
8. Blaustein MP (1974) The interrelationship between sodium and calcium fluxes across cell membranes. Rev Physiol Biochem Pharmacol 70: 33–82
9. Brody TM, Akera T (1977) Relations among Na^+, K^+-ATPase activity, sodium pump activity, transmembrane sodium movement, and cardiac contractility. Fed Proc 36: 2219–2224
10. Caldwell PC, Keynes RD (1959) The effect of ouabain on the efflux of sodium from a squid giant axon. J Physiol (Lond) 148: 8P–9P
11. Dahl JL, Hokin LE (1974) The sodium-potassium adenosine-triphosphatase. Ann Rev Biochem 43: 327–356
12. Daut J, Rüdel R (1981) Cardiac glycoside binding to the Na/K-ATPase in the intact myocardial cell: Electrophysiological measurement of chemical kinetics. J Mol Cell Cardiol 13: 777–782
13. De Pover A, Godfraind T (1979) Interaction of ouabain with ($Na^+ + K^+$)-ATPase from human and from Guinea-pig Heart. Biochem Pharmacol 28 (1979) 3051–3056
14. Dutta S, Goswami S, Lindower JO, Marks BH (1968) Subcellular distribution of digoxin-H^3 in isolated Guinea-pig and rat hearts. J Pharmacol Exp Ther 159: 324–334
15. Erdmann E (1977) Cell membrane receptors for cardiac glycosides in the heart. Basic Res Cardiol 72: 315–325
16. Erdmann E (1978) Quantitative Aspekte der spezifischen Bindung von Herzglykosiden an Membranrezeptoren. Habilitationsschrift, Universität München
17. Erdmann E (1981) Influence of cardiac glycosides on their receptor. In: Greeff K (ed) Cardiac Glycosides. Springer, Berlin Heidelberg New York (Handbook of Experimental Pharmacology, vol 56/I, pp 337–380)
18. Erdmann E, Schoner W (1973) Ouabain-receptor interactions in ($Na^+ + K^+$)-ATPase preparations from different tissues and species. Determination of kinetic constants and dissociation constants. Biochim Biophys Acta 307: 386–398
19. Erdmann E, Schoner W (1973) Ouabain-receptor interactions in ($Na^+ + K^+$)-ATPase preparations. II. Effect of cations and nucleotides on rate constants and dissociation constants. Biochim Biophys Acta 330: 302–315
20. Erdmann E, Schoner W (1973) Ouabain-receptor interactions in ($Na^+ + K^+$)-ATPase preparations. III. On the stability of the ouabain receptor against physical treatment, hydrolysis and SH reagents. Biochim Biophys Acta 330: 316–324
21. Erdmann E, Presek P, Swozil R (1976) Über den Einfluß von Kalium auf die Bindung von Strophanthin an menschliche Herzmuskelzellmembranen. Klin Wochenschr 54: 383–387
22. Erdmann E, Philipp G, Scholz H (1980) Cardiac glycoside receptor, ($Na^+ + K^+$)-ATPase activity and force of contraction in rat heart. Biochem Pharmacol 29: 3219–3229
23. Erdmann E, Philipp G, Scholz H (1981) Evidence for two receptors for cardiac glycosides in the heart. In: Godfraind T, Meyer P (eds) Cell membrane in function and dysfunction of vascular tissue. Elsevier North Holland, Amsterdam New York Oxford, pp 76–83
24. Flasch H, Heinz N (1978) Correlation between inhibition of (Na^+, K^+)-membrane-ATPase and positive inotropic activity of cardenolides in isolated papillary muscles of Guinea pig. Naunyn Schmiedebergs Arch Pharmacol 304: 37–44
25. Forbush B, Hoffmann JF (1979) Evidence that ouabain binds to the same large polypeptide chain of dimeric Na, K-ATPase that is phosphorylated from P_i. Biochemistry 18: 2308–2315
26. Fozzard HA, Smith JR (1965) Observations on the localization of tritiated digoxin in myocardial cells by autoradiography and ultramicroscopy. Am Heart J 69: 245–252
27. Fricke U (1978) Myocardial activity of inhibitors of the $Na^+ + K^+$-ATPase: Differences in the

mode of action and subcellular distribution pattern. Naunyn Schmiedebergs Arch Pharmacol 303: 197–204

28. Ghysel-Burton J, Godfraind T (1979) Stimulation and inhibition of the sodium pump by cardioactive steroids in relation to their binding sites and their inotropic effect on Guinea pig isolated atria. Br J Pharmacol 66: 175–184
29. Glynn IM, Karlish SJD (1975) The sodium pump. Annu Rev Physiol 37: 13–55
30. Godfraind T (1975) Cardiac glycoside receptors in the heart. Biochem Pharmacol 24: 823–827
31. Godfraind T, Ghysel-Burton J (1977) Binding sites related to ouabain-induced stimulation or inhibition of the sodium pump. Nature 265: 165–166
32. Hoffmann JF (1966) The red cell membrane and the transport of sodium and potassium. Am J Med 41: 666–680
33. Hokin LE (1974) Purification and properties of the (sodium + potassium)-activated adenosinetriphosphatase and reconstitution of sodium transport. Ann NY Acad Sci 242: 12–23
34. Horvath I, Kiraly C, Suerb J (1949) Action of cardiac glycosides on the polymerisation of actin. Nature 165: 792
35. Jakobsen AL (1968) Effect of ouabain on the ATPase of cardiac myosin B at high ionic strength. Circ Res 22: 625–632
36. Jørgensen PL (1975) Isolation and characterization of the components of the sodium pump. Q Rev Biophys 7: 239–274
37. Langer GA (1972) Effects of digitalis on myocardial ionic exchange. Circulation 46: 180–187
38. Langer GA (1977) Relationship between myocardial contractility and the effect of digitalis on ionic exchange. Fed Proc 36: 2231–2234
39. Lauf PK (1975) Antigen-antibody reactions and cation transport in biomembranes: Immunophysiological aspects. Biochem Biophys Acta 415: 173–229
40. Lee CO, Kang DH, Sokol JH, Lee KS (1980) Relation between intracellular Na ion activity and tension of sheep cardiac Purkinje fibers exposed to dihydro-ouabain. Biophys J 29: 315–330
41. Lee KS, Klaus W (1971) The subcellular basis for the mechanism of inotropic action of cardiac glycosides. Pharmacol Rev 23: 193–261
42. Lindenmayer GE, Schwartz A, Thompson HK (1974) A kinetic description for sodium and potassium effects on ($Na^+ + K^+$)-adenosine triphosphatase: A model for a two-non-equivalent site potassium activation and an analysis of multiequivalent site models for sodium activation. J Physiol (Lond) 236: 1–28
43. Lüllmann H, Peters T (1974) Cardiac glycosides and contractility. Adv Cardiol 12: 174–182
44. Lüllmann H, Peters T, Ziegler A (1979) Kinetic events determining the effect of cardiac glycosides. TIPS (1979) pp 12–106
45. Matsui H, Schwartz A (1968) Mechanism of cardiac glycoside inhibition of the ($Na^+ + K^+$)-dependent ATPase from cardiac tissue. Biochim Biophys Acta 151: 655–663
46. Mayahara H, Fujimoto K, Ando T, Ogawa K (1980) A new one-step method for the cytochemical localization of ouabain-sensitive, potassium-dependent p-nitrophenylphosphatase activity. Histochemistry 67: 125–138
47. McCall D (1949) Cation exchange and glycoside binding in cultured rat heart cells. Am J Physiol 236: C87–C95
48. Michael LH, Schwartz A, Wallick ET (1979) Nature of the transport adenosine triphosphatase-digitalis complex: XIV. Inotropy and cardiac glycoside interaction with Na^+, K^+-ATPase of isolated cat papillary muscle. Mol Pharmacol 16: 135–146
49. Murthy RV, Kidwai AM, Daniel EE (1974) Dissociation of contractile effect binding and inhibition of Na^+-K^+-adenosine triphosphatase by cardiac glycosides in rabbit myometrium. J Pharmacol Exp Ther 188: 575–581
50. Noble D (1980) Mechanism of action of therapeutic levels of cardiac glycosides. Cardiovasc Res 14: 495–514
51. Okita GT (1975) Dissociation of the positive inotropic effects from the cardiotoxicity effects of digitalis. Proc West Pharmacol Soc 18: 14–19
52. Olson RE, Ellenbogen E, Iyengar R (1961) Cardiac myosin and congestive heart failure in the dog. Circulation 24: 475–482
53. Perrone JP, Blostein R (1973) Asymmetric interaction of inside-out and rightside-out erythrocyte membrane vesicles with ouabain. Biochim Biophys Acta 291: 680–689

54. Pitts BJR, Schwartz A (1975) Improved purification and partial characterization of (Na^+, K^+)-ATPase from cardiac muscle. Biochim Biophys Acta 401: 184–195
55. Repke K, Portius HJ (1963) Über die Identität der Ionenpumpen-ATPase in der Zellmembran des Herzmuskels mit einem Digitalis-Rezeptorenzym. Experientia 19: 1–7
56. Repke K, Est M, Portius HJ (1965) Über die Ursache der Speciesunterschiede in der Digitalisempfindlichkeit. Biochem Pharmacol 14: 1785–1802
57. Reuter H, Scholz H (1977) A study of the ion selectivity and the kinetic properties of the calcium-dependent slow inward current in mammalian cardiac muscle. J Physiol 264: 49–62
58. Rossi B, Vuilleumier P, Gache C, Balerna M, Lazdunski M (1980) Affinity labeling of the digitalis receptor with p-nitrophenyltriazene-ouabain, a highly specific alkylating agent. J Biol Chem 255: 9936–9941
59. Ruoho A, Kyte J (1974) Photoaffinity labeling of the ouabain-binding site on ($Na^+ + K^+$)-adenosinetriphosphatase. Proc Natl Acad Sci 71: 2352–2356
60. Schatzmann HJ (1953) Herzglykoside als Hemmstoffe für den aktiven Kalium- und Natriumtransport durch die Erythrocytenmembran. Helv Physiol Acta 11: 346–354
61. Schwartz A (1976) Is the cell membrane Na^+, K^+-ATPase enzyme system the pharmacological receptor for digitalis? Circ Res 39: 2–7
62. Schwartz A, Lindenmayer G, Allen JC (1975) The sodium-potassium adenosine triphosphatase: Pharmacological, physiological, and biochemical aspects. Pharmacol Rev 27: 3–134
63. Skou JC (1957) The influence of some cations on an adenosine triphosphatase from peripheral nerves. Biochim Biophys Acta 23: 349–401
64. Skou JC (1965) Enzymatic basis for active transport of Na^+ and K^+ across cell membranes. Physiol Rev 45: 596–617
65. Skou JC, Nørby JG (1979) Na, K-ATPase, structure and kinetics. Academic Press, London New York San Franscisco
66. Smith TW, Haber E (1973) Digitalis. Clinical value of the radioimmunoassay of the digitals glycosides. Pharmacol Rev 25: 219–228
67. Smith TW, Wagner H, Strosberg AD, Young M (1974) Characterization of solubilized myocardial ($Na^+ + K^+$)-ATPase. Ann NY Acad Sci 242: 53–68
68. Titus EO (1975) Characterization of pharmacological receptors. Naunyn Schmiedebergs Arch Pharmacol 288: 269–281
69. Wallick ET, Lane LK, Schwartz A (1979) Biochemical mechanism of the sodium pump. Annu Rev Physiol 41: 397–412
70. Waser PG, Volkart O (1954) Wirkung von Herzglykosiden auf Aktomyosin. Helv Physiol Acta 12: 12–22
71. Whittman R, Chipperfield AR (1973) Ouabain binding to the sodium pump in plasma membranes isolated from ox brain. Biochim Biophys Acta 307: 563–577
72. Yamamoto S, Akera T, Brody TM (1979) Sodium influx rate and ouabain-sensitive rubidium uptake in isolated Guinea Pig atria. Biochim Biophys Acta 55: 270–284

Pharmakokinetik

N. Rietbrock und B. G. Woodcock

Varianzanalysen haben gezeigt, daß die interindividuellen Serumkonzentrationen von Herzglykosiden trotz Kenntnis der Individualdaten (Alter, Körpergewicht, Geschlecht, Dosis) und Laborbefunden (z. B. Serumkreatinin, Kalium) nur in etwa 14–40% der Fälle erklärbar sind [28].

Damit sind auch die pharmakokinetischen Kenngrößen des einzelnen Glykosids mit einer großen Streuung behaftet. Zur Abschätzung des Behandlungserfolges können solche Daten daher nur unter klinischen Kriterien gesehen werden. Pharmakokinetik soll deshalb nicht nur die Konzentrationsverläufe mathematisch beschreiben, sondern diese vielmehr pragmatisch interpretieren.

Da sich die heute in der Therapie verwendeten Glykoside in ihrem qualitativen Wirkungsprofil nicht unterscheiden, sind für die Auswahl eines Glykosids die physikochemischen Eigenschaften entscheidende Kriterien. Diese Eigenschaften bestimmen über die Prozesse Resorption, Verteilung und Elimination die Kinetik des jeweiligen Herzglykosids.

Physikochemische Eigenschaften

Einige wichtige physikochemische Eigenschaften gebräuchlicher Herzglykoside sind in Tabelle 1 zusammengestellt [32]. Danach ist g-Strophanthin 1000mal wasserlöslicher als Digitoxin. Umgekehrt ist Digitoxin mit einem hohen n-Octanol-Wasser-Verteilungskoeffizienten 7000mal mehr in Lipiden löslich als Strophanthin, dessen Verteilungskoeffizient nur 0,01 beträgt. Digoxin nimmt eine Zwischenstellung ein. Die Verteilungskoeffizienten der Glykoside zwischen organischer und wäßriger Phase korrelieren mit ihrem Diffusionsvermögen in Zellen und Geweben.

Tabelle 1. Physikochemische Eigenschaften therapeutisch verwendeter Herzglykoside

Herzglykosid	Löslichkeiten (g/l) in		n-Octanol/H_2O
	Wasser	$CHCl_3$	
g-Strophanthin	11,1	0,002	0,01
Digoxin	0,04	0,25	18
Methyldigoxin	0,13	45	54
Digitoxin	0,008	14	70

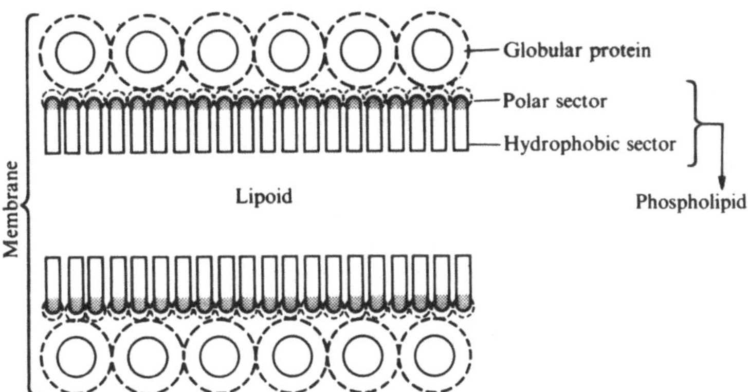

Abb. 1. Unabhängig von ihrer Herkunft besitzen Zellmembranen eine sog. „bilayer"-Struktur (Davson-Danielli-Modell) [33]

Lipoidlöslichkeit und Diffusion

Lipidlösliche Glykoside können leicht die Zellmembran durchdringen, da zwischen zwei Proteinschichten der Membran eine Lipidschicht eingelagert ist (Abb. 1) [33].

Lipophile Glykoside haben die Tendenz, sich an größere Moleküle in wäßrigen Lösungen zu binden, z. B. an Albumin. Die Proteinbindung wird um so höher sein, je rascher ein lipophiles Molekül aus einem wäßrigen Milieu zu entkommen sucht. Das am stärksten gebundene Glykosid ist das Digitoxin, welches eine 100mal höhere Affinität zum Albumin aufweist als das Digoxin [41]. Es ist durch hydrophobe Wechselwirkung gebunden; die Bindung ist relativ fest und führt dazu, daß sich bei Anlagerung die Albuminfluoreszenz ändert, ein Hinweis auf eine Konformationsänderung des Albuminmoleküls. g-Strophanthin wird nur gering an Albumin gebunden, während Digoxin mit 20–25% eine Zwischenstellung zwischen Strophanthin und Digitoxin einnimmt. Die Proteinbindung der Herzglykoside korreliert mit ihrer Lipophilie [19]. Eine Ausnahmestellung unter den Digoxinen besitzt β-Methyldigoxin, welches bei hoher Lipophilie (n-Octanol/H_2O) und gleicher Proteinbindung wasserlöslicher als Digoxin ist. Wiederum verhindert die hohe Proteinbindung des hoch lipophilen Digitoxins bei gleicher Dosis seine stärkere Kumulation im Gehirn im Vergleich zum β-Methyldigoxin. Offensichtlich besteht eine enge Korrelation zwischen der Lipophilie und dem Glykosidgehalt im ZNS. So ist der Gehalt an tritiummarkiertem β-Methyldigoxin mit seinem sehr hohen n-Octanol-Wasser-Verteilungskoeffizienten in Gewebshomogenaten der Katze – z. B. 5 h nach intravenöser Gabe von ^{3}H-β-Methyldigoxin – größer als der von ^{3}H-Digoxin [4]. Der Anteil (% der Dosis/kg) der Dosis, welcher sich im Gehirn anreichert, nimmt in der Reihenfolge β-Methyldigoxin (0,4‰), Digitoxin (0,2‰), β-Acetyldigoxin (0,1‰), Digoxin (0,05‰) und g-Strophanthin (0,03‰) ab. Dagegen ist der Anteil der untersuchten Glykoside in Niere, Leber und Skelettmuskulatur in etwa gleich, jedoch um mehr als eine Zehnerpotenz größer, mit einer Ausnahme, daß nämlich der Strophanthingehalt in der Skelettmuskulatur nur 25% von dem der anderen Glykoside beträgt (Abb. 2). Diffusionsbestimmend ist der freie Anteil des Glykosids im Blut oder Plasmawasser. Die Konzentration des freien Anteils im Plasma steht

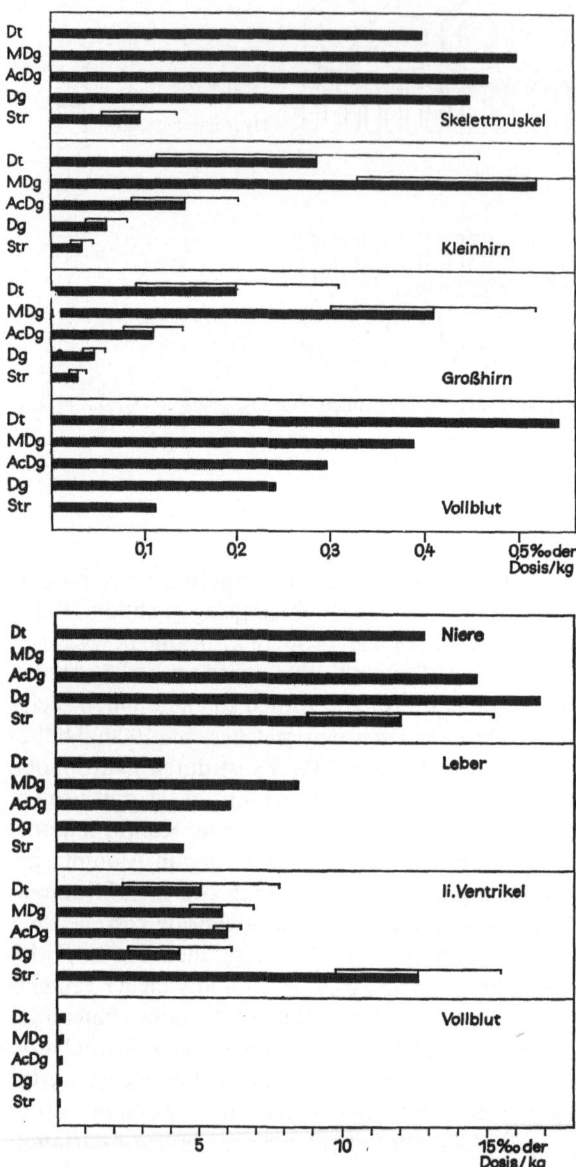

Abb. 2. Organverteilung (pro g Feuchtgewicht) der H^3-Aktivität (‰ der Dosis, umgerechnet auf 1 μCi/kg KG) bei der Katze 5 h nach i. v. Applikation gleicher Dosen verschiedener Glykoside. Beachte den Maßstab der Konzentrationen in der oberen und unteren Abbildung [4]

im Gleichgewicht mit der Konzentration des Glykosids im Gewebe. Die Verteilungskoeffizienten für das Verhältnis der freien Konzentration im Gehirn und Plasmawasser sind in Tabelle 2 aufgeführt. Auch diese korrelieren mit den n-Octanol-Wasser-Verteilungskoeffizienten. Bislang ist nicht bewiesen, daß die Höhe der global gemessenen Glykosidkonzentrationen im Gehirn in einem ursächlichen Zusam-

Tabelle 2. Konzentrationsgradienten (Großhirn/Plasma) und n-Octanol/H_2O-Verteilungskoeffizienten therapeutisch verwendeter Herzglykoside [4]

Herzglykosid	n-Octanol/H_2O	Großhirn/Plasmawasser
g-Strophantin	0,01	0,35
Digoxin	18	0,50
Acetyldigoxin	–	1,00
Methyldigoxin	54	2,20
Digitoxin	70	5,40

menhang zur Häufigkeit und Schwere von extrakardial bedingten Wirkungen stehen. Dagegen ist die Konzentration des Glykosids im Myokard von unmittelbarem klinischen Interesse bezüglich der therapeutischen Wirkung der Herzglykoside, unbeschadet der Tatsache, daß nur etwa 10–20% des Glykosids spezifisch gebunden werden. Das Myokard ist nicht wie das Gehirn reich an Lipiden, sondern enthält primär kontraktile Proteine. Glykoside zeigen im Herzmuskel der Katze ein ähnliches Verteilungsmuster, wobei sich g-Strophanthin 2- bis 3mal mehr anreichert als Digoxin und Digitoxin. Die Ergebnisse wurden beim Hund bestätigt. 24 h nach einer intravenösen Applikation von radiomarkierten Glykosiden sind die Konzentrationen von Digoxin und β-Methyldigoxin im Myokard etwa gleich hoch oder etwas niedriger als die für g-Strophanthin. Dagegen ist die Konzentration von β-Methyldigoxin im Gehirn um den Faktor 8 größer als die von Digoxin, g-Strophanthin zeigt den niedrigsten Spiegel.

Bioverfügbarkeit

Die Resorption einer oral verabfolgten Dosis eines Herzglykosides war in den vergangenen Jahren Gegenstand intensiver Forschungen, besonders im Hinblick auf die Resorbierbarkeit aus galenischen Zubereitungen. Dieser als Bioverfügbarkeit bezeichnete Vorgang wurde als ein relevantes klinisches Problem bewertet. Man fand Unterschiede in der Resorptionsquote bei Digoxinzubereitungen desselben Herstellers und verschiedener Provenienz, die eindeutig auf die Art Galenik zurückgeführt werden konnten [17, 18]. Digoxintabletten und Digoxinkapseln in der Bundesrepublik (Beiersdorf, Boehringer Mannheim, Burroughs-Wellcome), weisen heute eine Bioverfügbarkeit von 80- bis 90% auf, dagegen ist bei Wechsel auf Kombinationspräparate mit Lanataglykosiden Vorsicht geboten, da deren Bioverfügbarkeiten zwischen 55–80% variieren können. Die Bioverfügbarkeit von geprüften Digitoxinformulierungen (Merck, Beiersdorf) beträgt 90–95%.

Bioverfügbarkeitsbestimmungen werden in der Regel so durchgeführt, daß die Ausscheidung im Urin oder die Zeit-Serum-Konzentrationsintegrale eines Glykosids nach oraler und intravenöser Verabfolgung zueinander in Beziehung gesetzt werden. Untersuchungen nach einer Einzeldosis sind gebräuchliche Verfahren. Der Zeitaufwand ist relativ gering, für die Versuchsperson zumutbar, und die pharmakokinetischen Daten sind einer konventionellen Behandlung zugänglich. Nachteile sind die häufig zu kurz bestimmte Halbwertszeit und die damit verbundene

Überschätzung der Clearance. Die aus solchen Bestimmungen ermittelten Erhaltungsdosen können daher zu einer nicht erwarteten Kumulation führen. Die Ursache liegt in einer meßtechnisch bedingten zu kurzen Beobachtungsperiode. Ungenauigkeiten in der Bestimmung der Eliminationskonstante in der β-Phase können zu noch größeren Irrtümern in der Extrapolation der Fläche unter der Konzentrations-Zeitkurve und damit zu Fehlern in der Bestimmung der Bioverfügbarkeit führen.

Geeignet ist die Multiple-dose-Studie. Bei wiederholter Applikation wird das Glykosid so lange kumulieren, bis der Gleichgewichtszustand zwischen Zufuhr und Ausfuhr erreicht ist. Wegen der höheren Glykosidkonzentration wird die Fläche unter der Serum-Konzentrations-Zeitkurve in einem Dosierungsintervall exakt gemessen. Für ein Glykosid, welches exponentiell eliminiert wird, ist die Fläche nach einer Einzeldosis von 0 bis ∞, falls richtig bestimmt, gleich der Fläche im Dosierungsintervall. Nach der letzten Dosis kann ferner die Konzentration über eine längere Periode verfolgt und die Halbwertszeit bestimmt werden. Die so bestimmte Halbwertszeit ist bei Mehrfachdosierung eine verläßliche Größe, weil genügend Zeit zur Verfügung gestanden hat, um auch sog. „tiefe Kompartimente" zu füllen [29, 30].

Da Bioverfügbarkeitsstudien immer einen Vergleich der Parameter nach intravenöser und oraler Applikation voraussetzen, ist eine Quantifizierung der tatsächlich in die systematische Zirkulation aufgenommenen Glykosidmenge nicht gegeben. So tritt z. B. nach oraler Gabe Methylproscillaridin nach Passieren der Mukosazellen in den Portalkreislauf ein, durchläuft anschließend die Leber, wobei ein Teil des Glykosids mittelbar in den enterohepatischen Kreislauf, ohne je die systematische Zirkulation erreicht zu haben, einmündet. Somit läßt sich keine vollständige Bioverfügbarkeit eines Glykosids erreichen, da die Geschwindigkeiten der Glykosidverteilung und Metabolisierung im enterohepatischen „Cycling" nach intravenöser und oraler Gabe unterschiedlich sein können [7]. Die Ausscheidung in das Darmlumen erfolgt überwiegend auf biliärem Weg (Tabelle 3) [4]. Die Resorptionsquote von Proscillaridin nach oraler Applikation beträgt etwa 30%, während die Resorptionsquote von Meproscillarin mit 60–70% doppelt so hoch liegt [3]. Ein First-pass-Metabolismus von Meproscillarin kann als wahrscheinlich angenommen werden. 50% des Glykosids werden mit dem Stuhl eliminiert. Die in Plasma, Galle und Urin vorhandenen Glykoside liegen als chloroformunlösliche Metaboliten des

Tabelle 3. Glykosidausscheidung in der Galle der Katze. Meßperiode 5 h nach intravenöser Injektion der ^{3}H-markierten Herzglykoside. Die absoluten Wirkverhältnisse entsprechen weitgehend den therapeutischen Vollwirkdosen am Menschen. Biliäre und renale Ausscheidungsverhältnisse sind gleich

Herzglykosid	%-Anteil in der Galle
Strophanthin	0,6
Digoxin	4,7
Methyldigoxin	5,2
Digitoxin	2,7

Meproscillarins vor [26]. Eine direkte Sekretion über die Darmwand in das Lumen ist beim g-Strophanthin wahrscheinlich gegeben [35], einem Glykosid mit einer sehr niedrigen Resorptionsquote von etwa 5% [12]. Ist aber die Resorption gering, so ist sie auch sehr variabel. Obgleich g-Strophanthin vornehmlich über die Niere unverändert ausgeschieden wird, ist die gastrointestinale Ausscheidung auch nach intravenöser Gabe bei Hund und Mensch relativ hoch zu veranschlagen. Beim gesunden Menschen beträgt die Harnausscheidung von g-Strophanthin etwa 50% nach intravenöser Gabe. Rund 30% werden mit dem Stuhl eliminiert, obwohl bei biliärer T-Drainage im Mittel nur 5% der verabfolgten Dosis bei Patienten gefunden werden. Bei Kaninchen und Ratten konnte eine intestinale Ausscheidung von Glykosiden direkt nachgewiesen werden.

Aus eingehenden Untersuchungen zur Bioverfügbarkeit und den pharmakokinetischen Bearbeitungen erwuchs in jüngster Zeit die Erkenntnis, daß die partiell chemisch dargestellten Derivate des Digoxins ihren bevorzugten Platz in der Therapie durch die Entwicklung von Digoxinpräparaten mit hoher Bioverfügbarkeit verloren haben bzw. heute entbehrlich geworden sind.

Elimination

Biotransformation

Die Kenntnisse über die Biotransformation von Herzglykosiden beim Menschen erstrecken sich auf 4 Schritte:

1. Abspaltung der Digitoxosen
2. Konjugation der Monodigitoxoside
3. Hydroxilierung
4. Hydrierung.

Die Biotransformation ist auf die Ausscheidung hin gerichtet, wobei nach teilweiser Abspaltung der Zucker Konjugationsreaktionen zu einer erheblichen Zunahme der Eliminationsgeschwindigkeit führen. Die Herzwirksamkeit der Konjugate, die wenigstens noch eine Digitoxose enthalten, ist vergleichbar mit der von Digoxin und Digitoxin. Die Polarität der Konjugate verhindert eine Kumulation im Herzmuskel und peripheren Geweben [27, 32]. Die Hydroxilierung des Digitoxins zu Digoxin ist eine weitere bekannte Reaktion. Im Mittel können 5–10% der täglich in Urin und Stuhl ausgeschiedenen Glykosidmenge als Hydroxilierungsprodukte identifiziert werden. Im Serum sind etwa 2% der hydroxilierte Verbindungen nachzuweisen. Analog zu tierexperimentellen Untersuchungen sind auch weitere Hydroxilierungen möglich, die die Polarität und damit die Ausscheidungsfähigkeit des Glykosids auch ohne Konjugation erhöhen können. Während die genannten Metabolisierungsschritte für die klinische Anwendung ohne relevante Auswirkungen auf den Therapieerfolg sind, kann die Bedeutung der Hydrierung des Laktonringes zum jetzigen Zeitpunkt noch nicht endgültig abgeklärt werden. Weniger zufällig fand man, daß einige Patienten extrem hohe Erhaltungsdosen von Digoxin ohne Nebenwirkungen vertragen. Eine Analyse von Serum- und Harnproben zeigte einen relativ hohen Anteil an hydrierten Verbindungen [8]. Es soll anschließend über einige Besonderheiten der Biotransformation der in der Bundesrepublik hauptsächlich verwendeten Digoxinderivate β-Acetyldigoxin und β-Methyldigoxin berichtet werden. Durch Manipulation an der Molekularstruktur des von der Natur vorgegebenen Digoxins entstanden lipophilere Glykoside mit erwartungsgemäß gleichem Wirkungstyp, aber ohne die therapeutische Überlegenheit gegenüber dem Digoxin unter Beweis zu stellen.

β-Acetyldigoxin wird rasch desacyteliert. Die Acetylgruppe ist sehr labil, die Abspaltung findet bereits im Gastrointestinaltrakt bzw. in der Mukosazelle statt [34, 47]. Die Desacytelierung ist nahezu vollständig, da im Harn nur noch Spuren des Ausgangsproduktes nachgewiesen werden können.

β-Methyldigoxin wird in der Leber unvollständig zu Digoxin abgebaut. Beim Lebergesunden entfallen noch 40% der im Serum gefundenen Konzentration auf β-Methyldigoxin. Der Anteil wächst bei Patienten mit Leberzirrhose auf 80%, verbunden mit einer Verdoppelung der Gesamtkonzentration im Serum und deren Folgen bei Beibehaltung der üblichen Erhaltungsdosis [24].

Ausscheidung

Die in einem beliebigen Zeitintervall aus dem Organismus eliminierte Menge eines Herzglykosids ist die Summe der renal und extrarenal ausgeschiedenen Menge. Der extrarenale Anteil beträgt für Digoxin 20%, für Methyldigoxin 30% und für Digitoxin 40% [31, 45]. Offenbar besteht auch hier wieder ein Zusammenhang zwischen den lipophilen Eigenschaften des Glykosids und der Ausscheidungsgeschwindigkeit. Gestützt wird diese Annahme durch die noch höhere extrarenale Ausscheidung der lipophileren Monodigitoxoside des Digoxins und des Digitoxins. Mit Ausnahme von Digitoxin sind Digoxin und seine Derivate auf den renalen Ausscheidungsweg angewiesen (Tabelle 4). Die bei intakter Nierenfunktion komplikationsfrei verlaufende Digoxinausscheidung ist nur mit Einschränkung auf die des β-Methyldigoxins übertragbar. Die im Serum gemessene Gesamtkonzentration ist ein Hybrid von Digoxin und β-Methyldigoxin, welcher sensibel auf Änderungen des

Tabelle 4. Gesamtausscheidung und extrarenaler Anteil verschiedener Herzglykoside

Herzglykosid	Zeit (h)	Urin % d. Dosis	Stuhl % d. Dosis	% extrarenaler Anteil
Digoxin (i. v.)	0–168	70,3 ± 2,4	14,1 ± 2,5	17
Methyldigoxin (i. v.)	0–168	62,2 ± 2,1	29,0 ± 5,2	32
Methyldigoxin (p. o.)	0–168	55,2 ± 2,8	28,6 ± 5,7	34
β-Acetyldigoxin (p. o.)	0–168	55,0 ± 4,7	36,9 ± 3,1	40
α-Acetyldigoxin (p. o.)	0–168	60,6 ± 4,9	29,5 ± 3,1	33
Digoxigenin-monodigitoxosid (p. o.)	0–144	19,6 ± 5,0	59,2 ± 7,0	75
Digitoxin (p. o.)	0–192	22,5 ± 1,6	16,1 ± 1,7	42
Digitoxigenindidesoxirhamnosid (p. o.)	0–192	43,2 ± 2,2	49,9 ± 4,9	54

Tabelle 5. Halbwertszeiten ($T_{1/2}$), Steady-state-Konzentrationen (C_{SS}), Clearance totalis (Cl_{tot}) und Verteilungs-Volumen (Vd_{β}) von Digoxin (0,4 mg Novodigal tgl.) und Methyldigoxin (0,3 mg Lanitop tgl.) bei lebergesunden Patienten und Patienten mit Leberzirrhose (Ramen and Woodcock, unveröffentlicht)

	Zirrhose		Kontrolle	
	Digoxin	Methyldigoxin	Digoxin	Methyldigoxin
$T_{1/2}$ (Tage)	1,7	1,9	1,8	2,4
C_{SS} (ng/ml)	1,2	2,5	1,0	1,2
Cl_{tot} (ml/min)	189	76	234	153
Vd_{β} (l)	885	306	757	668

Verteilungsvolumens und der totalen Clearance bei reduzierter Leberleistung reagiert. Diese Situationen können bei Patienten mit Leberzirrhose eintreten [24]. Nimmt die Demethylierung ab, so vermindert sich das Verteilungsvolumen des Hybrids und damit die Clearance (Tabelle 5).

Mehrere biophysikalische und biochemische Parameter sind also für das Verhalten der Herzglykoside im Organismus von Bedeutung. Therapeutisches Handeln ist demnach grundsätzlich stets unter Einbeziehung neuerer Erkenntnisse zu überprüfen, Falsches und Unnützes auszuschalten, und eingeführte Glykoside auf ihren Indikationsanspruch zu untersuchen. Um dies zu verwirklichen, ist eine quantitative Betrachtung der Konzentrationsverläufe im Organismus unerläßlich.

Pharmakokinetik

Die Pharmakokinetik der Herzglykoside läßt sich durch ein 2-Kompartiment-Modell hinreichend genau beschreiben. In Abb. 3 ist ein 2-Kammer-Modell mit tiefem Seitenkompartiment dargestellt. Nach Abschluß der Verteilungsphase und Eintritt eines sog. „Pseudogleichgewichts“ zwischen Blut und Gewebe, 8–12 h nach Applikation des Glykosids, sinkt die Konzentration in dem Kompartiment, welches Blut und alle Gewebe mit Ausnahme des Gehirns einschließt, mit der gleichen Eliminationskonstante k_{el} bzw. der Halbwertszeit ($t_{1/2}$)

$$t_{1/2} = \frac{\ln 2}{k_{el}}$$

ab. Gleichzeitig füllt sich langsam ein sog. tiefes Seitenkompartiment (Gehirn), in welchem die Glykosidkonzentration C_D zu einem späteren Zeitpunkt einen Maximalwert erreicht und sich danach im Vergleich zum großen Kompartiment auch langsamer entleert. Dieses hat zur Folge, daß z. B. die Halbwertszeit für Digoxin von 36 h für ein Zeitintervall von 0–144 h nach Applikation eine relativ konstante Größe ist, sich dann aber zunehmend verlängert und ein Mehrfaches der ursprünglichen Halbwertszeit betragen kann. Dadurch läßt sich die noch 3 Wochen nach Applikation von radiomarkiertem Digoxin meßbare Glykosidkonzentration im Urin erklären.

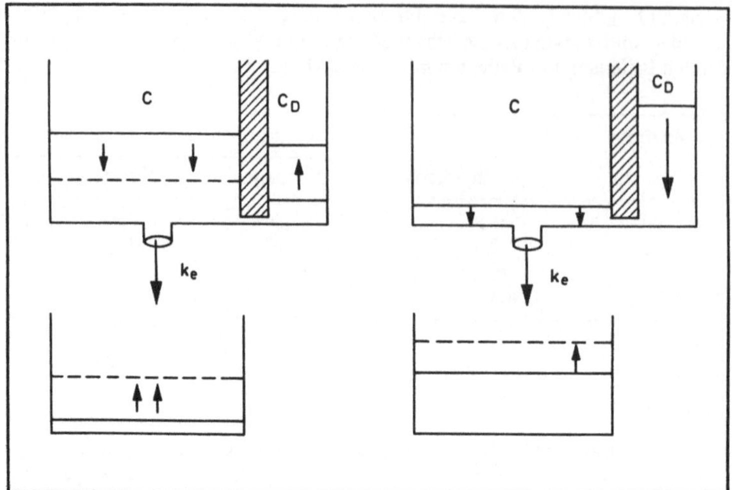

Abb. 3. 2-Kammermodell mit tiefem Seitenkompartiment [31]

Für die Existenz eines solchen tiefen Kompartiments im Zentralnervensystem liegen tierexperimentelle Befunde an Hund und Katze vor. Die Annahme von spezifischen oder unspezifischen Bindungsplätzen in der Herzmuskulatur und in anderen Geweben mit langsamer Freisetzung basiert auf der häufig klinisch beobachteten zeitlichen Divergenz von Konzentrationsabnahme und Wirkungsverlust, z. B. die Persistenz toxischer Symptome bei bereits normalisierter Konzentration im Serum, das Auftreten unerwünschter kardialer und extrakardialer Wirkungen bei therapeutischer Dosis und therapeutischer Serumkonzentration. Wegen dieser Unsicherheiten fehlt es nicht an Stimmen, die deswegen Konzentrationsbestimmungen von Glykosiden zur Therapiekontrolle ablehnen. Es wird dabei nicht beachtet, daß die Wahl der Dosis und des Dosierungsintervalls auf einfachen pharmakokinetischen Überlegungen beruht und klinisch schon verankert war, als Konzentrationsbestimmungen von Glykosiden noch nicht durchgeführt werden konnten. In Zusammenarbeit mit DeGraff entstand 1930 eine Arbeit von Gold, in der die Digitaliselimination in einer Art von biologischem Versuch beim Menschen gemessen wurde [11]. Diese Arbeit war bahnbrechend für die weitere pharmakokinetische Betrachtung der Elimination der Digitalisglykoside. 1954 formulierte Augsberger mit Hilfe der Wirkungsdauer das „Abklinggesetz" [1]. Wirkungskriterien waren Verminderung der Kammerfrequenz bei tachykarder Flimmerarrhythmie, Verkürzung der Druckanstiegszeit u. a.

Tabelle 6. HWZ, Wirkungsdauer, Persistenz- und Abklingquote von Herzglykosiden

Herzglykosid	HWZ (Tage)	Wirkungsdauer (Tage)	Persistenzquote (%)	Abklingquote (%)
g-Strophanthin	0,4– 0,7	0,8– 1,4	60	40
Digoxin	1,2– 2,2	2,4– 4,4	70–80	20–30
β-Methyldigoxin	1,5– 2,2	3,0– 4,4	70–80	20–30
Digitoxin	6,0–10	12 –20	90–93	7–10

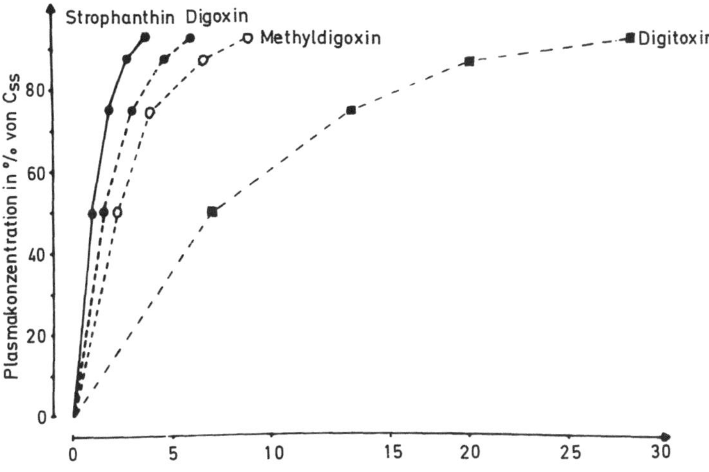

Abb. 4. Kumulationsverhalten verschiedener Herzglykoside [31]

Eine so bestimmte hohe Abklingquote ist mit einer kurzen Wirkungsdauer, eine niedrige Abklingquote mit einer langen Wirkungsdauer korreliert (Tabelle 6). Die Wirkungsdauer im therapeutischen Bereich entspricht der doppelten Halbwertszeit der Glykoside.

Clearance

Multiplizieren wir den Wert der Eliminationskonstanten $k_{el}(min^{-1})$ mit der Größe des Verteilungsvolumens (ml), so erhält man eine Zahl mit der Dimension ml/min. Diese Dimension ist jedem Arzt als Clearance bekannt und faßt als totale Clearance alle Eliminationsvorgänge in ihrer Gesamtheit (renale und extrarenale) zusammen.

$$Cl_{tot} = k_{el} \cdot V$$

Wird ein Glykosid über längere Zeit wiederholt verabreicht, so wird die Glykosidmenge im Organismus mit jeder weiteren Dosis ansteigen (Abb. 4). Die in 24 h eliminierte Glykosidmenge ist stets proportional der jeweils im Organismus vorhandenen Menge. Dieser als Kumulation bezeichnete Prozeß schreitet nicht bis ins Unermeßliche fort, sondern nähert sich dem sog. Kumulationsgrenzwert (maximaler Körperbestand), der für Digoxin etwa das 3fache und für Digitoxin das 10fache der Erhaltungsdosis beträgt und gleich bedeutend mit der Sättigungsdosis oder Initialdosis ist. Steigt die Glykosidmenge an, so nimmt die Eliminationsgeschwindigkeit so lange zu, bis die während eines Dosierungsintervalls ausgeschiedene Menge gleich der pro Zeiteinheit zugeführten Dosis ist [49].

Intravenöse Glykosidzufuhr = Glykosidausfuhr

$$R = C_{SS} \cdot Cl_{tot}$$

Es bedeuten R die Infusionsgeschwindigkeit, C_{SS} die Plateau-Konzentration während einer Infusion und Cl_{tot} die Clearance totalis.

Beispiel:
$$\begin{aligned} C_{SS} &= 1{,}2\,\text{ng/ml Digoxin} \\ Cl_{tot} &= 170\,\text{ml/min} \\ R &= 1{,}2 \cdot 170\,\frac{\text{ng/ml}}{\text{ml/min}} \\ &= 204\,\text{ng/min} \\ &= 0{,}29\,\text{mg/24 h} \end{aligned}$$

Die Zeit, in der die Plateaukonzentration erreicht wird, ist einzig und allein von der Halbwertszeit des Glykosids abhängig, die Höhe des Plateaus = C_{SS} von der Infusionsgeschwindigkeit. Während einer Halbwertszeit erreicht die Konzentration die Hälfte der Maximalkonzentration, nach 4–5 Halbwertszeiten ist ein Konzentrationsplateau erreicht (Abb. 4). Entsprechend gilt für die orale Applikation

orale Glykosidzufuhr = Glykosidausfuhr

$$R = \frac{F \cdot D}{\tau} = C_{SS} \cdot Cl_{tot}$$

D = Erhaltungsdosis

Es bedeuten die Bioverfügbarkeit, τ das Dosierungsintervall, C_{SS} die Plateau-Konzentration während einer Erhaltungstherapie und Cl_{tot} die Clearance totalis.

Beispiel:
$$\begin{aligned} C_{SS} &= 20\,\text{ng/ml Digitoxin} \\ Cl_{tot} &= 3\,\text{ml/min} \\ F &= 0{,}9 \\ \tau &= 24\,\text{h} \\ \frac{D}{\tau} &= \frac{20 \cdot 3}{0{,}9}\,\frac{\text{ng/ml}}{\text{ml/min}} \\ &= 67\,\text{ng/min} \\ &= 0{,}096\,\text{mg/24 h} \end{aligned}$$

Die Gesetzmäßigkeit und mathematische Faßbarkeit pharmakokinetischer Zusammenhänge sollen an einem typischen und wichtigen Beispiel dargestellt werden. Es soll erläutert werden, daß Digoxin und β-Methyldigoxin zwei pharmakokinetisch verschiedene Glykoside sind. Bei 13 freiwilligen Versuchspersonen wurden die Digoxinkonzentrationen im Steady state bestimmt (Tabelle 7). Nach einer Crossover-Versuchsanordnung erhielten die Versuchspersonen entweder das β-Methyldigoxinpräparat (0,3 mg/Tag) oder das Digoxinpräparat (0,5 mg/Tag) einmal am Tag oral über jeweils 12 Tage. Während beider Applikationsfolgen wurde

Tabelle 7. Mittlere Serumglykosidkonzentration bei 13 gesunden Probanden µg/l ± SEM am 12. Tag der Einnahme

	Digoxin (Lanoxin)	Methyldigoxin (Lanitop)
Dosis (µg/Tag)	500	300
C_{SS} (µg/l)	1.41 ± 0,1	1.44 ± 0,1

Tabelle 8. Bioverfügbarkeit und Clearance (ml/min) von Digoxin und Methyldigoxin bei gesunden Versuchspersonen

	Digoxin (Lanoxin)	Methyldigoxin (Lanitop)
Bioverfügbarkeit	0,63	0,87
Cl_{total}	155	125
Cl_{renal}	136	75
$Cl_{extrarenal}$	19	50

am 12. Tag der Serumspiegel zur Einstellung eines Konzentrationsprofils mehrfach gemessen. Der Abstand zwischen beiden Applikationsfolgen betrug mindestens 9 Tage.

Die niedrigere totale Clearance von β-Methyldigoxin im Vergleich zu Digoxin beruht auf der geringeren renalen „Hybrid"-Clearance von Methyldigoxin (75 ml/min gegenüber 136 ml/min) (Tabelle 8). Setzt man für Digoxin

$$C_{SS} = 1{,}41\ \text{ng/ml}$$
$$D = 0{,}5\ \text{mg}$$
$$F = 0{,}63$$
$$\tau = 24\ \text{h}$$

und für β-Methyldigoxin

$$C_{SS} = 1{,}44\ \text{ng/ml}$$
$$D = 0{,}3\ \text{mg}$$
$$F = 0{,}87$$
$$\tau = 24\ \text{h}$$

und löst die Gleichung nach Cl_{tot} auf, so erhält man für Digoxin eine totale Clearance von 155 ml/min und für β-Methyldigoxin von 125 ml/min. Für die nicht an Eiweiß gebundene Ausgangssubstanz β-Methyldigoxin wurde eine Clearance von 59 ml/min gefunden. Dagegen betrug die Clearance des nicht gebundenen, unveränderten Digoxins 206 ml/min [13].

Änderungen der Pharmakokinetik

Verteilungsvolumen

Mit zunehmendem Alter nimmt das Verteilungsvolumen für Digoxin und Digitoxin signifikant ab. Ursachen sind: Abnahme der fettfreien Körpermasse, primär der Skelettmuskulatur als Hauptverteilungsraum der Herzglykoside, verminderte Gewebsbindung und Abnahme der Aktivität der membranständigen ($Na^+ + K^+$)-ATPase.

Das Verteilungsvolumen ist ferner bei urämischen Patienten kleiner als bei Nierengesunden (Tabelle 9). Es wird größer, wenn sich die Nierenfunktion bessert.

Bei Patienten mit Leberzirrhose nimmt das Verteilungsvolumen bei unveränderter Halbwertszeit signifikant ab. Die Clearance ist auf die Hälfte reduziert (Tabel-

Tabelle 9. Verteilungsvolumina von Digoxin und Digitoxin bei Patienten mit normaler und eingeschränkter Nierenfunktion. Vd_β Verteilungsvolumen während der Eliminationsphase. Vd_{ss} Verteilungsvolumen im Steady state [9, 10, 15, 16, 20, 23, 25, 36–38, 40, 42, 44, 46, 48, 50]

Glykosid	Normale Nierenfunktion		Eingeschränkte Nierenfunktion	
	Vd_β (l)	Vd_{ss} (l)	Vd_β (l)	Vd_{ss} (l)
Digoxin	533 (492–580)	504 (421–570)	364 (349–384)	311 (163–425)
Digitoxin	46 (32–76)	41	41 (30–56)	34

Tabelle 10. Kreatininclearance und Digoxinclearance bei Patienten mit normaler Nierenfunktion [4, 14, 15, 21, 39]

Kreatininclearance ml/min	Digoxin		
	Clearance totalis ml/min	Clearance renalis ml/min	Clearance extrarenalis ml/min
108 (79–136)	184 (130–250)	127 (88–191)	49 (42–59)

le 5). Eine nur mäßige Abnahme des Verteilungsvolumens von Digoxin erfordert im Vergleich zu Methyldigoxin keine Reduktion der Dosis. Bei eingeschränkter Leberfunktion ist ein Wechsel von Methyldigoxin auf Digoxin oder Digitoxin wegen der nicht übersehbaren Stoffwechsellage zu empfehlen.

Beim Digitoxin variiert das Verteilungsvolumen bei Patienten mit normaler Nierenfunktion gering zwischen 0,5–0,6 l/kg KG und ändert sich nicht bei eingeschränkter Nierenfunktion (Tabelle 9). Da auch die prozentuale Bindung von Digitoxin an die Plasmaalbumine bei Niereninsuffizienz gleich bleibt, ist das Dosierungsschema für Digitoxin bei Niereninsuffizienten unverändert beizubehalten.

Bei Patienten mit Leberzirrhose ist Digitoxin trotz Vergrößerung des Verteilungsvolumens und der Clearance nach dem gleichen Dosierungsschema wie bei Lebergesunden zu verabreichen. Vorsicht ist geboten, wenn eine zusätzliche Niereninsuffizienz besteht und damit eine kompensatorische renale Mehrausscheidung nicht mehr gewährleistet ist.

Clearance

Die totale Clearance von Digoxin liegt bei Patienten mit normaler Nierenfunktion zwischen 130–250 ml/min (Tabelle 10). Bei eingeschränkter Nierenfunktion ist die Clearance totalis der renalen Clearance von Kreatinin direkt proportional (Tabelle 11):

$$Cl_{tot} = b \cdot Cl_{Kreat} + Cl_{er}$$

Tabelle 11. Berechnung der Clearance totalis von Digoxin mit Hilfe der Kreatininclearance. Jede der angegebenen Gleichungen erlaubt eine Schätzung der Clearance totalis von Digoxin [12, 16, 21]

n	Cl_{tot}	$= b \cdot Cl_{Kreat} + Cl_{er}$	r
24		$= 1{,}36\ Cl_{Kreat} + 30{,}8$	0,772
10		$= 1{,}50\ Cl_{Kreat} + 42{,}4$	0,979
19		$= 1{,}12\ Cl_{Kreat} + 37{,}5$	0,802

Tabelle 12. Digitoxinclearance bei Patienten mit normaler und eingeschränkter Nierenfunktion [23, 37, 38, 43]

	Digitoxin		
	Clearance totalis ml/min	Clearance renalis ml/min	Clearance extrarenalis ml/min
Nierengesunde	2,7 (2,6–2,9)	1,1 (1,0–1,2)	1,6 (1,5–1,7)
Nierenkranke	3,0 (2,8–3,4)	0,7 (0,4–1,3)	2,4 (2,2–2,5)

Da die Elimination des Digoxins überwiegend renal durch passive glomeruläre Filtration und tubuläre Sekretion des freien und gebundenen Anteils erfolgt, sinkt mit Reduktion der Kreatininclearance die renale und damit die totale Clearance des Digoxins bei unveränderter extrarenaler Clearance ab. Die Gesamtausscheidung von Digoxin und Metaboliten über den Urin nimmt ab. Im Stuhl steigt die ausgeschiedene Menge von 15 auf 30% der verabfolgten Dosis an. Diese Menge reicht nicht aus, um die renal verminderte Ausscheidung zu kompensieren bzw. einer höheren Kumulation von Digoxin und Derivaten bei Niereninsuffizienz vorzubeugen [6, 22].

Demgegenüber hat eine eingeschränkte Nierenfunktion keinen Einfluß auf die Elimination des Digitoxins. Die renale Clearance nimmt ab, die extrarenale zu (Tabelle 12). Bei nierengesunden Patienten beträgt die totale Clearance des nicht an Albumin gebundenen Digitoxins 59 ± 8 ml/min, bei terminal niereninsuffizienten Patienten 56 ± 14 ml/min. Auf die renale Clearance entfallen 24 ± 5 bzw. 9 ± 3 ml/min und auf die extrarenale Clearance 35 ± 7 bzw. 47 ± 16 ml/min. Daher sind die Konzentrationen im Serum unter einer Digitoxin-Erhaltungstherapie zwischen Nierengesunden und Nierenkranken nicht signifikant verschieden. Der Metabolismus des Digitoxins bei Niereninsuffizienz ist weder quantitativ noch qualitativ (Auftreten von dihydrierten Verbindungen?) verändert.

Proscillaridin und sein semisynthetisches Derivat Meproscillarin gehören wie Digitoxin zur Gruppe der Herzglykoside, deren Elimination unabhängig von der Nierenfunktion erfolgt [2]. Die Eliminationshalbwertszeit nach einer Einzeldosis liegt für Proscillaridin bei 20–30 h und für Meproscillarin bei ca. 35 h. Die Halbwertszeit von Meproscillarin und Proscillaridin ist bei Patienten mit Herzinsuffizienz auf ca. 50 h (19–209 h) verlängert [3, 5]. Zwischen der Eliminationshalbwertszeit und der Kreatininclearance besteht keine Beziehung.

Schlußbemerkung

Durch die Entwicklungen auf dem Gebiet der Chromatographie, der Gaschromatographie, der Massenspektrometrie und der Radioimmunteste sowie durch den Einsatz radioaktiv markierter Isotope können heute pharmakokinetische Analysen von Herzglykosiden beim Menschen durchgeführt werden. Basierend auf der Erkenntnis von H. Gold, daß zwischen Wirkung und Dosis eines Herzglykosids ein enger Zusammenhang besteht, schafft die Pharmakokinetik die Voraussetzungen, Entscheidungen über die richtige Wahl des Glykosids, die richtige Dosis und deren Applikationsfolgen zu erleichtern.

Ob die auf Grund der pharmakokinetischen Eigenschaften ermittelte Dosis den gewünschten Konzentrationsverlauf auch am Wirkort ergibt, bleibt eine nur klinisch zu beantwortende Frage. Die Pharmakokinetik als heuristisches Hilfsmittel kann nur den funktionellen Zusammenhang nahelegen, diesen aber nicht beweisen.

Literatur

1. Augsberger A (1954) Quantitatives zur Therapie mit Herzglykosiden, I. Mitt., Kumulation und Abklingen der Wirkung. Klin Wochenschr 32: 945–951
2. Beckmann H, Belz GG, Quellhorst E (1978) Die Eliminationsgeschwindigkeit von Meproscillarin nach wiederholter Applikation bei Patienten mit eingeschränkter Nierenfunktion. Arzneimittelforsch 28: 565–567
3. Belz GG, Belz G (1978) Untersuchungen zur Pharmakokinetik von Meproscillarin. Arzneimittelforsch 28: 535–539
4. Benthe HF (1975) Organverteilung verschiedener Herzglykoside. In: Jahrmärker H (Hrsg) Digitalistherapie. Springer, Berlin Heidelberg New York, S 19–37
5. Bergdahl B (1977) An account of proscillaridin with special reference to its pharmacokinetics. Linköping University Press, Linköping, p 34
6. Bloom PM, Nelp WB (1966) Relationships of the excretion of tritiated digoxin to renal function. Am J Med Sci 251: 133–136
7. Caldwell JH, Cline CT (1976) Biliary excretion of digoxin in man. Clin Pharmacol Ther 19: 401–415
8. Clark DR, Kalman SM (1974) Dihydrodigoxin; a common metabolite of digoxin in man. Drug Metab Dispos 2: 148–150
9. Dengler HJ, Bodem G, Gilfrich HJ (1978) Digoxin pharmacokinetics and their relation to clinical dosage parameters. In: Bodem G, Dengler HJ (eds) Cardiac glycosides. Springer, Berlin Heidelberg New York, pp 211–225
10. Gault HM, Jeffrey JR, Chirito E, Ward LL (1976) Studies of digoxin dosage, kinetics and serum concentrations in renal failure and review of literature. Nephron 17: 161–187
11. Gold H, DeGraff AC (1930) Studies on digitalis in ambulatory cardiac patients. JAMA 95: 1237–1243
12. Greeff K, Köhler E, Strobach H, Verspohl E (1974) Zur Pharmakokinetik des g-Strophanthins. Verh Dtsch Ges Kreislaufforsch 40: 301–305
13. Hinderling PH, Garrett ER, Wester RC (1977) Pharmacokinetics of β-methyldigoxin in healthy humans. I. Intravenous studies. Pharmacokinetics 66: 242–253
14. Keller F, Blumenthal HP, Maertin K, Rietbrock N (1977) Overall pharmacokinetics during prolonged treatment of healthy volunteers with digoxin and β-methyldigoxin. Eur J Clin Pharmacol 12: 387–392
15. Koup JR, Greenblatt DJ, Jusko WJ, Smith TW, Koch-Weser J (1975) Pharmacokinetics of digoxin in normal subjects after intravenous bolus and infusion doses. J Pharmacokinet Biopharm 3: 181–192

16. Koup J, Jusko WT, Elwood CM, Kohli RK (1976) Digoxin pharmacokinetics: role of renal failure in dosage regimen design. Clin Pharmacol Ther 18: 9–21
17. Lindenbaum J, Mellow MH, Blackstone MO, Butler VP (1971) Variation in biologic availability of digoxin from four preparations. N Engl J Med 285: 1344–1347
18. Lindenbaum J, Butler VP, Murphy JE, Cresswell RM (1973) Correlation of digoxin tablet dissolution-rate with biological availability. Lancet I: 1215–1217
19. Lukas DS, deMartino AG (1969) Binding of digitoxin and some related cardenolides to human plasma proteins. J Clin Invest 48: 1041–1054
20. Nyberg L, Andersson KE, Bertler A (1974) Bioavailability of digoxin from tablets. II Radioimmunoassay and disposition pharmacokinetics of digoxin after intravenous administration. Acta Pharmacol Suec 11: 459–470
21. Ohnhaus EE, Spring P, Dettli L (1974) Eliminationskinetik und Dosierung von Digoxin bei Patienten mit Niereninsuffizienz. Dtsch Med Wochenschr 99: 1797–1803
22. Okada RD, Hager WD, Graves PE, Mayersohn M, Perrier DG, Marcus FI (1978) Relationship between plasma concentration and dose of digoxin in patients with and without renal impairment. Circulation 58: 1196–1203
23. Peters U, Falk LC, Kalman SM (1978) Digoxin metabolism in patients. Arch Intern Med 138: 1074–1076
24. Rameis H, Bonelli J, Waginger H, Hruby K (1981) Zur Pharmakokinetik von β-Methyldigoxin und β-Acetyldigoxin bei Patienten mit Leberzirrhose. Wien Klin Wochenschr 98: 572–576
25. Reunig RH, Sams RA, Notari RE (1973) Role of pharmacokinetics in drug dosage adjustment. I Pharmacologic effect kinetics and apparent volume of distribution of digoxin. J Clin Pharmacol 13: 127–141
26. Rietbrock N (1978) Metabolismus von Meproscillarin beim Menschen. Arzneimittelforsch 28: 540–545
27. Rietbrock N, Abshagen U (1973) Stoffwechsel und Pharmakokinetik der Lanataglykoside beim Menschen. Dtsch Med Wochenschr 98: 117–122
28. Rietbrock N, Alken RG (1980) Die Therapie der Herzinsuffizienz mit Digitalis. Dtsch Med Wochenschr 105: 1622–1628
29. Rietbrock N, Abshagen U, Bergmann KV, Rennekamp H (1975) Disposition of β-methyldigoxin in man. Eur J Clin Pharmacol 9: 105–114
30. Rietbrock N, Guggenmos J, Kuhlmann J, Hess U (1976) Bioavailability and pharmacokinetics of β-methyldigoxin after multiple oral and intravenous doses. Eur J Clin Pharmacol 9: 373–379
31. Rietbrock N, Kuhlmann J, Vöhringer HF (1977) Pharmakokinetik von Herzglykosiden und klinische Konsequenzen. Fortschr Med 95: 909–915, 951–954
32. Rietbrock N, Vöhringer HF, Kuhlmann J (1977) Der Metabolismus herzwirksamer Glykoside. Verh Dtsch Ges Inn Med 83: 45–56
33. Robinson GB (1975) Principles of membrane structure. In: Parsons DS (ed) Biological membranes. Clarendon, Oxford, pp 33–54
34. Ruiz-Torres A, Burmeister H (1972) Stoffwechsel und Kinetik von β-Acetyldigoxin. Klin Wochenschr 50: 191–195
35. Selden R, Margolies MN, Smith TW (1974) Renal and gastrointestinal excretion of ouabain in dog and man. J Pharmacol Exp Ther 188: 615–623
36. Stoll RG, Christensen MS, Sakmar E, Blair D, Wagner JG (1973) Determination of bioavailability of digitoxin using the radioimmunoassay procedure. J Pharm Sci 62: 1615–1670
37. Storstein L (1974) Studies on digitalis. I Renal excretion of digitoxin and its cardioactive metabolites. Clin Pharmacol Ther 16: 14–24
38. Storstein L (1974) Studies on digitalis. II The influence of impaired renal function on the renal excretion of digitoxin and its cardioactive metabolites. Clin Pharmacol Ther 16: 25–34
39. Sumner DJ, Russell AJ (1976) Digoxin pharmacokinetics: Multicompartmental analysis and its clinical implications. Br Clin Pharmacol 3: 221–229
40. Szefler SJ, Jusko WJ(1973) Decreased volume of distribution of digoxin in a patient with renal failure. Res Commun Chem Pathol Pharmacol 6: 1095–1098
41. Tillement JP, Zini R, Lecomte M, d'Athis P (1980) Binding of digitoxin, digoxin and gitoxin to human serum albumin. Eur J Drug Metab Pharmacokinet 5: 129–134
42. Vijgh van der WJF, Oe PL (1977) Pharmacokinetic aspects of digoxin in patients with terminal renal failure. III Effect of heparin. Int J Clin Pharmacol Ther Toxicol 15: 560–562

43. Vöhringer HF (1978) Pharmakokinetik von Digitoxin, Digitoxigenin-mono-digitoxosid und Digitoxigenin-didesoxyrhamnosid beim Menschen unter besonderer Berücksichtigung niereninsuffizienter Patienten. Habilitationsschrift, Berlin
44. Vöhringer HF, Rietbrock N (1974) Metabolism and excretion of digitoxin in man. Clin Pharmacol Ther 16: 796–806
45. Vöhringer HF, Rietbrock N (1978) Pharmacokinetics and metabolism of digitoxin in the human. In: Bodem G, Dengler HJ (eds) Cardiac glycosides. Springer, Berlin Heidelberg New York, pp 64–73
46. Vöhringer HF, Rietbrock N, Spurny P, Kuhlmann J, Hampl H, Baethke R (1976) Disposition of digitoxin in patients with renal failure. Clin Pharmacol Ther 19: 387–395
47. Wirth K, Bodem G, Dengler HJ (1972) Resorption, Ausscheidung und Stoffwechsel von Digoxin und digoxinverwandten Verbindungen. In: Schröder R, Greeff K (eds) Aktuelle Digitalisprobleme. Urban & Schwarzenberg, München Berlin Wien, S 51–61
48. Wirth KE, Fröhlich JC, Hollifield JW, Falkner FC, Sweetman BS, Oates JA (1976) Metabolism of digitoxin in man and its modification by spironolactone. Eur J Clin Pharmacol 9: 345–354
49. Woodcock BG, Laßmann A (1980) Pharmakokinetische Grundlagen einer rationalen Dosierung. Z Allg Med 56: 2263–2267
50. Zilly W, Frank P, Richter E, Rietbrock N (1976) Die Elimination von Digitoxin bei Leberkrankheiten. Ver Dtsch Ges Inn Med 82: 1663–1669

Pharmakodynamik

E. Erdmann

Die positiv inotrope Wirkung der Herzglykoside am isolierten Herzmuskelpräparat wurde schon früh nachgewiesen [10]. So nimmt die Kontraktionskraft des elektrisch gereizten Katzenpapillarmuskels ebenso wie beim intakten Herzen konzentrationsabhängig zu [29, 54]. Neuere Untersuchungen haben gezeigt, daß die Zunahme der Kontraktionskraft in etwa parallel verläuft mit der prozentualen Besetzung der spezifischen Herzglykosidrezeptoren durch die Glykosidmoleküle bis zum Eintreten von Herzrhythmusstörungen und Kontraktur des Herzmuskels bei hohen Glykosidkonzentrationen [18]. Der Herzglykosideffekt ist also konzentrationsabhängig und kein „Alles-oder-nichts-Effekt" (Abb. 1).

Im gesunden wie im insuffizienten Herzen wird durch Herzglykoside die maximale Druckanstiegsgeschwindigkeit des linken Ventrikels (dp/dt_{max}) als isovolume-

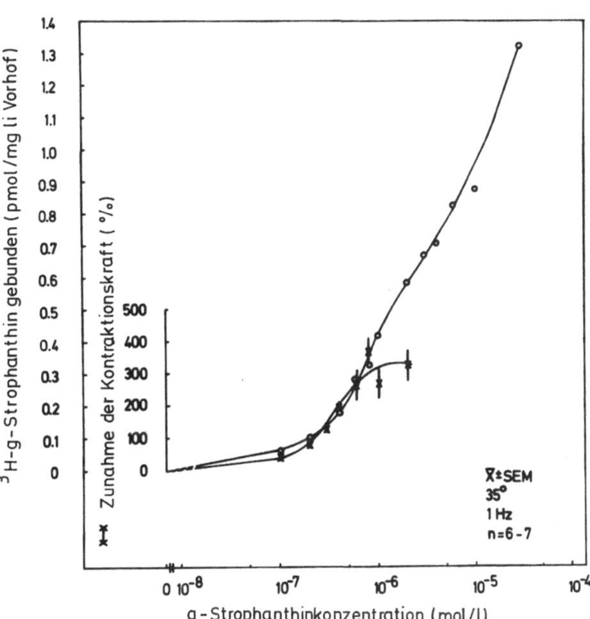

Abb. 1. Die spezifische Herzglykosidrezeptorbindung und die Zunahme der Kontraktionskraft wurde an isolierten linken Vorhöfen des Meerschweinchenherzens gemessen. Es wird deutlich, daß die Rezeptorbindung bei niedrigen g-Strophanthinkonzentrationen mit dem positiv inotropen Effekt parallel verläuft. Bei höheren Glykosidkonzentrationen treten regelmäßig Rhythmusstörungen und Kontraktur auf. O——O spezifische Glykosidrezeptorbindung; x——x Zunahme der Kontraktionskraft

trischer Kontraktilitätsparameter ebenfalls konzentrationsabhängig erhöht [8, 35, 47, 55]. Im Gegensatz zu den Vorgängen bei insuffizienten Herzen nimmt bei Gesunden das Herzminutenvolumen nach Herzglykosidgabe aber nicht zu, sondern eher sogar etwas ab [9, 40]. Der Grund dafür ist zum einen zu sehen in der reflexbedingten Erhöhung des peripheren arteriellen Widerstandes, die eine Nachlastzunahme bewirkt, und zum anderen in einer Frequenzabnahme und Vorlasterniedrigung, die der Glykosidgabe folgen [8, 13, 37]. In therapeutischer Dosierung bewirkt Digitalis eine periphere Venokonstriktion [8], welche zumindest beim Hund am ausgeprägtesten die Lebervenen betreffen soll und eine vermehrte Blutansammlung im Pfortadersystem zur Folge hat. Wenn diese Untersuchungsergebnisse auch für den herzgesunden Menschen zutreffen, so resultiert ein verminderter venöser Rückstrom mit einer Abnahme des Herzminutenvolumens [36]. Weitere Faktoren, wie die digitalisbedingte Sensibilisierung der Barorezeptoren, die Zunahme des Vagotonus und ein allerdings nur geringer Rückgang des Sympathikusantriebes bei Gesunden mögen additiv wirken [20].

Beim herzinsuffizienten Patienten führt dagegen die direkte kontraktilitätssteigernde Wirkung, die Zunahme der zuvor erniedrigten Kontraktionskraft und -geschwindigkeit zu einem deutlichen Rückgang des vorher kompensatorisch erhöhten Sympathikusantriebes und damit zu einer Abnahme der peripheren Vasokonstriktion mit der Folge eines erhöhten Herzminutenvolumens [34]. Neben der Abnahme des Füllungsdruckes des linken Ventrikels kommt es dann häufig auch zur Reduktion des enddiastolischen Ventrikelvolumens [46]. Beim Herzinsuffizienten tritt also die direkte vasokonstriktorische Gefäßwirkung des Digitalis zurück, es kommt im Gegenteil sogar zu einer Abnahme des peripheren Widerstandes durch Erniedrigung des zuvor kompensatorisch erhöhten Sympathikotonus. Die Wirkungen der Herzglykoside auf die Kontraktionskraft sind beim gesunden und kranken Herzen prinzipiell gleich, wie in Untersuchungen nachgewiesen wurde, bei denen während der Herzoperation röntgenologisch sichtbare Markierungen auf die Ventrikelwand aufgenäht wurden [30, 46, 48]. Damit waren nichtinvasive postoperative Messungen der zirkumferentiellen Faserverkürzungsgeschwindigkeit, der Auswurffraktion und des enddiastolischen Volumens vor und nach Digitalisgabe möglich. Sie zeigten den positiv inotropen Effekt der Herzglykoside eindeutig auch beim nichtinsuffizienten Herzen [30].

Elektrophysiologische Wirkungen der Herzglykoside am Herzen werden regelmäßig bei hohen Konzentrationen gefunden und galten lange als Ausdruck von Intoxikationen. Die herzglykosidbedingte Hemmung der $(Na^+ + K^+)$-ATPase, die für den aktiven Na^+/K^+-Transport der Zellmembran verantwortlich ist, führt zu einer Abnahme der Kationengradienten an der Membran und damit zu einer Depolarisation des normalen Ruhemembranpotentials von 80–90 mV. An kultivierten, isolierten, spontan schlagenden Herzmuskelzellen zeigen sich unter Herzglykosideinfluß die wesentlichen direkten elektrophysiologischen Effekte ohne neurogene Einflüsse [50]. Stillstehende Zellen werden durch Herzglykoside zur spontanen Aktivität angestoßen. Spontan schlagende Zellen erhöhen zunächst ihre Schlagfrequenz, dabei ist die langsame diastolische Depolarisation beschleunigt. Bei Abnahme des Ruhemembranpotentials kommt es dann bei höheren Konzentrationen von Digitalis zu einer Schlagfrequenzabnahme. Gleichzeitig zeigt sich eine Verkürzung der Aktionspotentiale, und es treten Zeichen der Übererregbarkeit auf. Einem elektrischen Reiz folgen dann z. B. Bi- oder Trigemini oder kurze Perioden hochfrequenter Automatie. Unter weiterer Abnahme des Membranpotentials werden die Zellen schließlich inaktiv und unerregbar und verbleiben im systolischen Stillstand. An bereits vorgeschädigten Zellen mit erniedrigter intrazellulärer K^+-Konzentration können derartige toxische Effekte, die durch eine Hemmung der Na^+/K^+-Pumpe bedingt sind, schon früher auftreten.

Am Sinusknoten in vitro sind ähnliche Wirkungen im Sinne einer initialen Frequenzzunahme bis hin zum späteren Stillstand bei höheren Konzentrationen bzw. bei längerer Einwirkzeit zu beobachten [49]. In vivo werden diese ausgeprägten direkten Herzglykosideffekte auf die Sinusknotenfunktion durch entgegengesetzte neurogene, vagale Stimulation völlig überlagert, im Sinne einer Frequenzabnahme, einer Zunahme der Sinusknotenrefraktärzeit und von SA-Blockierungen [14]. Therapeutische Glykosidkonzentrationen führen über die Vagusaktivierung zu einer Abnahme der Automatieneigung von Vorhofzellen [22]. Dieser Effekt soll für die günstige Wirkung von Herzglykosiden bei paroxysmaler, durch ektope Foki verursachte Vorhoftachykardie verantwortlich sein.

In vivo sind die Herzglykosidwirkungen auf den Vorhof und den AV-Knoten (Verlängerung der Reizleitung und Zunahme der effektiven Refraktärzeit) also primär cholinerge Effekte, die nach Atropinisierung weitgehend verschwinden [41]. Höhere Digitaliskonzentrationen depolarisieren die Vorhofzellen und verlangsamen die Leitungsgeschwindigkeit auch im Vorhofmyokard durch direkte Wirkungen in ähnlicher Weise wie im Ventrikelmyokard [41]. Die Bedeutung der indirekten Glykosideffekte wird durch Untersuchungen bei Patienten nach Herztransplantation mit denerviertem Herzen eindrucksvoll bestätigt [23, 24]. Bei diesen Patienten wurden durch therapeutische Glykosiddosen keine wesentlichen Änderungen der Sinusknoten- und der AV-Knotenfunktionen festgestellt. Die dementsprechenden indirekten, vorwiegend vagal vermittelten antiarrhythmischen Glykosidwirkungen am Herzen werden also durch Beeinflussung des AV-Knotens verursacht, wo Zunahmen der Refraktärzeit und Abnahmen der Überleitungsgeschwindigkeit zu einer Verlängerung der AV-Überleitung bei Sinusrhythmus und zu einer Abnahme der Kammerfrequenz bei Vorhofflimmern bzw. Vorhofflattern führen [39, 41]. Im Ventrikelmyokard werden Abnahmen der Refraktärzeiten ebenso wie in Purkinje-Fäden gefunden sowie eine Abnahme des Ruhemembranpotentials und eine Zunahme der spontanen diastolischen Depolarisation [41]. Diese im Experiment beobachteten direkten elektrophysiologischen Veränderungen in Purkinje-System und Kammermyokard werden für das Auftreten von Extrasystolen bei Digitalistherapie verantwortlich gemacht, da insbesondere hohe Dosen die Spontanaktivität beschleunigen [28, 41]. Sehr wahrscheinlich sind diese toxischen Glykosideffekte durch eine höhergradige Hemmung der $(Na^+ + K^+)$-ATPase bzw. des aktiven Na^+/K^+-Transportes der Zellmembranen verursacht, mit der Folge einer erniedrigten intrazellulären K^+-Konzentration und einer erhöhten Na^+-Konzentration, die sich ebenso als Digitaliseffekte an isolierten, kultivierten Herzmuskelzellen nachweisen lassen [50].

Herzglykoside in niedrigen Konzentrationen sollen durch eine Sensibilisierung des Barorezeptorreflexes eine Abnahme der Sympathikusaktivität nach sich ziehen, während bei höheren Konzentrationen eine sympathomimetische Wirkung nachweisbar wird [22]. Nach Denervierung des Herzens oder nach Unterbrechung der

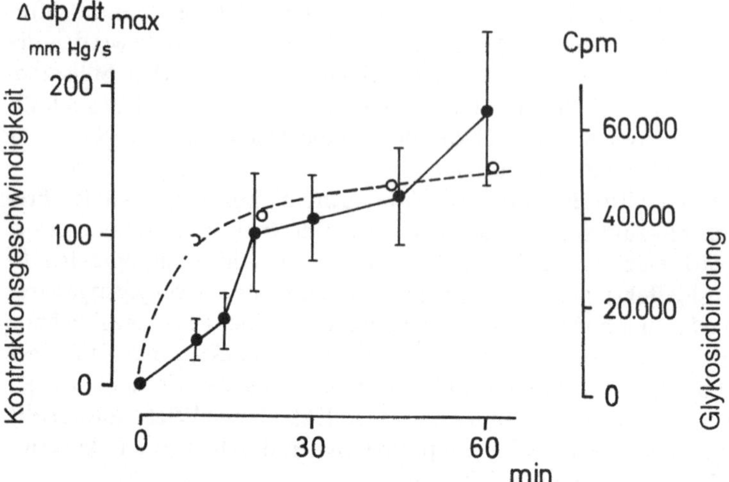

Abb. 2. Die spezifische Bindung von ^{3}H-Digitoxin an menschliche Herzmuskelzellmembranen wurde über 60 min gemessen O——O und verglichen mit der Kinetik der Zunahme der Kontraktionsgeschwindigkeit (dp/dt_{max}) im li. Ventrikel ●——● bei 12 Patienten nach i. v. Gabe von 0,75 mg Digitoxin. (Methodische Einzelheiten s. [7, 17]). Es ist bemerkenswert, daß die spezifische Glykosid-Rezeptorbindung in etwa parallel zur Kontraktionsgeschwindigkeitszunahme verläuft bei vergleichbaren Digitoxinkonzentrationen

sympathomimetischen Afferenzen und Efferenzen werden ventrikuläre Arrhythmien erst bei höheren Glykosidkonzentrationen hervorgerufen [19].

Wirkungsbeginn und Wirkungsdauer

Die Zunahme der Kontraktionskraft des Herzens nach intravenöser oder oraler Glykosidgabe korreliert nicht mit der Serumkonzentration [12, 45], sondern mit der Rezeptorbindung im Myokard (Abb. 2). Bis zur Äquilibrierung der Serum- und Gewebskonzentrationen vergehen in der Regel mehrere Stunden. Deshalb kann ein Wirkungsbeginn der Herzglykosideffekte von einem Wirkungsmaximum (nach abgeschlossener Verteilung im Körper) unterschieden werden. Andererseits erfolgt die Rezeptorbindung aufgrund der hohen Bindungsaffinität schneller als die unspezifische Aufnahme von Herzglykosiden in das Myokard, so daß bereits vor der Gleichgewichtsverteilung im Körper damit zu rechnen ist, daß eine Sättigung an den Herzglykosidrezeptoren eingetreten ist. Dementsprechend scheint das Wirkungsmaximum der positiv inotropen Herzglykosidwirkung bereits nach etwa 2–6 h eingetreten zu sein [1, 5, 38], während die Äquilibrierung der Glykoside im Körper nach 2 h längst nicht abgeschlossen ist [32].

Die systolischen Zeitintervalle Q-S_2, LVET und PEP [53] zeigen nach Digitalisapplikation dosisabhängige Verkürzungen, die mit der Zunahme der Druckanstiegsgeschwindigkeit des linken Ventrikels korrelieren. Damit ist eine nichtinvasive Messung positiv inotroper Pharmakaeffekte möglich. Mit Hilfe der systolischen Zeitintervalle wurden zumeist bei gesunden Versuchspersonen (wegen größerer Streuung der Werte bei herzinsuffizienten Patienten) [53] nach intravenöser Gabe

(1–1,6 mg) folgende Zeiten für den Wirkungsbeginn und das Wirkungsmaximum gemessen: g-Strophanthin 10 min/20 min, Digoxin 10 min/6 h, Digitoxin 30 min/6–24 h [21, 52]. Andere Messungen ergaben ähnliche Werte für Digoxin 30 min/4 h [45]. Die Abnahme der Herzglykosidwirkung wurde in diesen Untersuchungen ebenfalls gemessen. Sie folgte einer Geraden bei halblogarithmischer Auftragung, was auf eine einfache Reaktionskinetik 1. Ordnung schließen läßt. Deshalb kann sie auch als Halbwertszeit ($T_{½}$) ausgedrückt werden. Es ergaben sich folgende Halbwertszeiten: g-Strophanthin 22 h, Digoxin 33 h und Digitoxin 102–112 h [45, 51, 52]. Diese Werte stimmen erstaunlich gut mit den Halbwertszeiten der Serumkonzentrationen überein.

Bei invasiver Messung der Hämodynamik (dp/dt_{max}) wurden allerdings bereits 5 min nach intravenöser Gabe von 0,8 mg β-Methyldigoxin und 20 min nach 0,5 mg Digitoxin eine Zunahme der Kontraktilität und auch des Herzminutenvolumens von 15% bei Patienten mit kompensierter Herzinsuffizienz gemessen [43]. Für Digitoxin konnten diese Messungen bestätigt werden, nach 0,75 mg i. v. ist eine Zunahme des isovolumetrischen Kontraktilitätsparameters dp/dt_{max} nach etwa 20–30 min meßbar, nach 60–120 min nähern sich die Werte asymptotisch dem Maximum [7, 16]. Bei Hunden wurden Zunahmen der linksventrikulären Druckanstiegsgeschwindigkeiten (dp/dt_{max}) um 36–38% unter chronischer, therapeutischer Digoxingabe gemessen [26, 33]. Propranolol hatte keinen Einfluß darauf und auf die ebenfalls gemessene Schlagvolumenzunahme um 16% unter Ruhebedingungen. An elektrisch gereizt schlagenden isolierten Herzmuskelpräparaten entwickelt sich die positiv inotrope Wirkung von Digitoxin sogar etwas schneller als diejenige von Digoxin [44]. An einem menschlichen Papillarmuskelstreifen begann die Digitoxinwirkung nach 10 min und war nach 60 min maximal [42]. Auch beim Hund in vivo werden nach intravenöser Gabe von Digitoxin (2 mg) bereits nach 10 min positiv inotrope Effekte registriert, die nach 1–2 h ihr Maximum erreicht haben [1, 2]. Andere Untersuchungen kamen zum gleichen Ergebnis [31]. Nach intravenöser Gabe von 1,5 mg Digoxin waren bei vorwiegend herzinsuffizienten Patienten Erniedrigungen der rechten Vorhofdrücke bereits nach 10 min meßbar und innerhalb 1 h auf die Minimalwerte abgefallen [37]. Ebenso waren bei diesen Patienten innerhalb dieser Zeiten Herzminutenvolumenanstiege zu registrieren. Sehr schnell wirkt Acetylstrophanthidin (1,5 mg i. v.). Schon 2–5 min nach der Injektion begannen die positiv inotropen Auswirkungen auf die Kontraktionskraft meßbar zu werden, und nach etwa 20 min war ein Maximum des Effektes erreicht [8].

Nach oraler Applikation von 1,2 mg β-Acetyldigoxin oder Digitoxin waren in Hinsicht auf die zeitliche Kinetik der inotropen und elektrophysiologischen Wirkungen beider Glykoside keine Unterschiede festzustellen. Übereinstimmend wurde der Wirkungseintritt nach etwa 30 min und das Wirkungsmaximum nach 120 min anhand der systolischen Zeitintervalle erreicht [5]. Damit ergibt sich für Digitoxin kein zeitlicher Unterschied für die Wirkung bei intravenöser oder oraler Applikation [53]. Außerdem liegen diese Werte deutlich niedriger als die von Weissler et al. [51, 52] angegebenen Zeiten für den Eintritt des Wirkungsmaximums. Wahrscheinlich sind methodische Gründe dafür verantwortlich, da die systolischen Zeitintervalle tageszeitmäßige, gerichtete Veränderungen zeigen.

Andere Glykosideffekte, wie z. B. die Einwirkung auf die T-Welle im EKG, weisen eine deutlich langsamere Kinetik auf. Frühestens nach 2–4 h wurden Änderungen sichtbar und selbst nach 10 h war hier noch kein sicherer Maximaleffekt erreicht [5, 27]. Die elektrokardiographischen Glykosidwirkungen scheinen tatsächlich sogar länger anzuhalten als nach den Abklingzeiten der Serumspiegel bzw. der systolischen Zeitintervalle zu erwarten ist. So können ST-T-Veränderungen bei fahrradergometrischer Belastung noch bis zu 23 Tage nach Absetzen von β-Methyldigoxin auftreten [25] und reversible AV-Blockierungen trotz nicht mehr nachweisbarer Serumglykosidkonzentration über mehrere Tage persistieren [3, 42]. Auch nach anderen Untersuchungen sollen ST-T-Veränderungen noch 2–4 Wochen nach Absetzen von Herzglykosiden nachweisbar bleiben [27]. Es ist daher vorgeschlagen worden, fahrradergometrische Belastungsuntersuchungen zum Nachweis einer koronaren Herzkrankheit erst 3 Wochen nach Absetzen von Digoxinpräparaten durchzuführen [25].

Quantitative Aspekte der Wirkung

Wenn das Ausmaß der Herzglykosidwirkung von der Zahl der mit einem Herzglykosidmolekül besetzten Rezeptoren abhängig ist, dann sollten alle Herzglykoside quantitativ gleiche positiv inotrope Effekte zeigen. Nur durch die unterschiedliche Affinität zum Rezeptor unterscheiden sich dementsprechend die einzelnen Herzglykoside mit verschiedenen Eigenschaften. Dies würde, einmal von kinetischen Unterschieden abgesehen, bei Herzglykosiden mit hoher Rezeptoraffinität ausgeprägte Wirkungen schon bei niedrigen Serumkonzentrationen bedeuten und umgekehrt. Tatsächlich spielen aber andere Pharmakoneigenschaften eine derartig große Rolle, daß diese Affinitätsunterschiede in vivo keine wesentliche Bedeutung haben. So hat Digitoxin zum menschlichen Herzglykosidrezeptor die höchste Affinität von den therapeutisch genutzten Herzglykosiden [15]. Wegen der hohen Serumeiweißbindung sind jedoch trotzdem sehr viel höhere Serumkonzentrationen bei therapeutisch digitalisierten Patienten vorhanden als etwa bei Digoxin, welches eine deutlich niedrigere (um den Faktor 2–3) Rezeptoraffinität aufweist. Die freie, nicht albumingebundene Herzglykosidkonzentration ist bei therapeutischer Glykosidgabe bei Strophanthin, Digoxin und Digitoxin mit etwa 1,0 ng/ml praktisch gleich [17].

In vitro ist der maximal meßbare positiv inotrope Herzglykosideffekt von Digoxin, β-Methyldigoxin und Digitoxin identisch, g-Strophanthin hatte möglicherweise eine geringfügig stärkere Wirkung, was aber nicht statistisch signifikant war [44]. In Herz-Lungen-Präparaten der Katze sollen semisynthetische Digitoxigeninderivate ein 2–3fach höheres Wirkungsmaximum haben, ehe Rhythmusstörungen eintreten [6, 56]. Diese Befunde sind aber nicht unwidersprochen geblieben [11].

Vergleichende invasive quantitative Untersuchungen in Hinsicht auf das Wirkungsmaximum in vivo beim Menschen liegen nicht vor, dies dürfte auch ziemlich schwierig sein. Bei Messungen der systolischen Zeitintervalle wurden bei Digitoxin, Digoxin und g-Strophanthin [21, 45] ebenso wie bei β-Acetyldigoxin und Digitoxin [5] in vergleichbarer Dosierung praktisch gleiche Maximaleffekte gemessen. Wirklich aussagefähige Dosis-Wirkungskurven liegen aber nicht vor, sondern nur Messungen bei jeweils einer (äquieffektiven) Dosis. Sicher ist, daß die Verkürzung der systolischen Zeitintervalle beim Menschen konzentrationsabhängig zunimmt und etwa bei einer täglichen Digitoxindosis von 0,12 mg p.o. durch eine weitere Dosissteigerung nicht mehr gesteigert werden kann. Die elektrophysiologischen Glykosidwirkungen (gemessen an QTc) können hingegen durch weitere Dosissteigerung noch verstärkt werden [4]. Auch bei instrumentierten Hunden waren die positiv inotropen Herzglykosidwirkungen (g-Strophanthin, Acetylstrophanthin, Digoxin) quantitativ gleich bei allerdings unterschiedlicher zeitlicher Kinetik. Die Kontraktionskraft nahm bei diesen Untersuchungen linear bis zum Auftreten von Herzrhythmusstörungen zu [29, 31]. Wenn die Arrhythmie durch Gabe von Kalium unterdrückt wird, kommt es sogar noch zu einer weiteren Zunahme der Kontraktilitätsparameter [54]. Direkte und indirekte elektrophysiologische Herzglykosidwirkungen – insbesondere im AV-Knoten – treten in der Regel wohl erst bei höheren Konzentrationen auf [29].

Zusammenfassend läßt sich sagen, daß es zumindest keinen sicheren Anhalt dafür gibt, daß die Herzglykoside sich, abgesehen von deutlich verschiedenen pharmakokinetischen Eigenschaften, die auch im Hinblick auf Beginn und Abklingen der Wirkungen bedeutungsvoll sind, in Hinsicht auf quantitative Effekte unterscheiden. Damit sind prinzipiell alle Herzglykoside gleichwertig.

Literatur

1. Amlie JP, Storstein L (1979) Digitoxin induced changes in contractility and electrophysiology in the dog heart in situ in relation to serum concentrations after a single intravenous dose. In: Greeff K, Rietbrock N (Hrsg) Digitoxin als Alternative in der Therapie der Herzinsuffizienz. Schattauer, Stuttgart New York, S 149–157
2. Amlie JP, Storstein L, Heldaas O (1979) Correlation between pharmacokinetics and inotropic and electrophysiologic responses to digitoxin in the intact dog. J Cardiovasc Pharmacol 1: 529–540
3. Arnim T von, Krawietz W, Vogt W, Erdmann E (1980) Is the determination of serum digoxin concentration useful for the diagnosis of digitalis toxicity? Int J Clin Pharmacol 18: 261–268
4. Belz GG, Erbel R (1979) Einfluß von Digitoxin auf die systolischen Zeitintervalle beim Menschen. In: Greeff K, Rietbrock N (Hrsg) Digitoxin als Alternative in der Therapie der Herzinsuffizienz. Schattauer, Stuttgart New York, S 158–160
5. Belz GG, Czermak E, Belz G (1979) Die zeitliche Kinetik der Wirkung von Digitoxin und β-Acetyl-Digoxin nach oraler Applikation beim Menschen. Z Kardiol 68: 77–81
6. Beyer C, Lüllmann H, Peters T, Zahorsky R (1981) Tierexperimentelle Untersuchungen zur Wirksamkeit und Toxizität von klassischen und semisynthetischen Herzglykosiden. Z Kardiol 70: 290
7. Bolte H-D, Erdmann E, Cyran J (1981) Untersuchungen zum Wirkungsbeginn und Wirkungsmechanismus von Digitoxin nach intravenöser Injektion bei Patienten. In: Kochsiek K, Rietbrock N (Hrsg) Digitalistherapie bei Herzinsuffizienz. Urban & Schwarzenberg, München, S 88–92
8. Braunwald E, Bloodwell RD, Goldberg LI, Morrow AG (1961) Studies on digitalis. IV. Observations in man on the effects of digitalis preparations on the contractility of the non-failing heart and on total vascular resistance. J Clin Invest 40: 52–29
9. Burwell CS, Neigbors DW, Regen EM (1927) The effect of digitalis upon the output of the heart in normal man. J Clin Invest 5: 125–140
10. Cattell M, Gold H (1938) The influence of digitalis glycosides on the force of contraction of mammalian cardiac muscle. J Pharmacol Exp Ther 62: 116–125
11. Chen C, Fricke U (1981) Effect of potassium on the action of semisynthetic digitalis glycosides in Guinea pig isolated cardiac muscle. Naunyn Schmiedebergs Arch Pharmacol 316: R36
12. Davidson C, Gibson D (1973) Clinical significance of positive inotropic action of digoxin in patients with left ventricular disease. Br Heart J 35: 970–976

13. De Mots H, Rahimtoola SH, McAnulty JH, Porter GA (1978) Effects of ouabain on coronary and systemic vascular resistance and myocardial oxygen consumption in patients without heart failure. Am J Cardiol 41: 88–93
14. Dhingra RC, Amat-Y-Leon F, Wyndham C, Wu D, Denes P, Rosen KM (1975) The electrophysiological effects of ouabain on sinus node and atrium in man. J Clin Invest 56: 555–562
15. Erdmann E (1978) Vergleichende Messungen der Herzglykosidaffinität und der Hemmung der $(Na^+ + K^+)$-ATPase durch Digitoxin, Digoxin, Methyldigoxin, Strophanthin, Proscillaridin an isolierten menschlichen Herzmuskelzellmembranen. Arzneimittelforsch 28: 531–535
16. Erdmann E, Bolte H-D (1979) Zellulärer Mechanismus der Digitaliswirkung. In: Greeff K, Rietbrock N (Hrsg) Digitoxin als Alternative in der Therapie der Herzinsuffizienz. Schattauer, Stuttgart New York, S 131–140
17. Erdmann E, Bolte H-D (1981) Über den Mechanismus der Herzglykosidwirkung unter besonderer Berücksichtigung des Digitoxins. In: Kochsiek K, Rietbrock N (Hrsg) Digitalistherapie bei Herzinsuffizienz. Urban & Schwarzenberg, München, S 66–70
18. Erdmann E, Philipp G, Scholz H (1980) Cardiac glycoside receptor, $(Na^+ + K^+)$-ATPase activity and force of contraction in rat heart. Biochem Pharmacol 29: 3219–3229
19. Erlig D, Mendez R (1964) The modification of digitalis intoxication by excluding adrenergic influences on the heart. J Pharmacol Exp Ther 144: 97–104
20. Ferrari A, Gregorini L, Ferrari MC, Preti L, Mancia G (1981) Digitalis and baroreceptor reflexes in man. Circulation 63: 279–285
21. Forester W, Lewis RP, Weissler AM, Wilke TA (1974) The onset and magnitude of the contractile response to commonly used digitalis glycosides in normal subjects. Circulation 49: 517–521
22. Gillis RA, Pearle DL, Levitt B (1975) Digitalis: A neuroexcitatory drug. Circulation 52: 739
23. Goodman DJ, Rossen RM, Cannom DS, Rider AK, Harrison DC (1975) Effect of digoxin on atrioventricular conduction. Circulation 51: 251–256
24. Goodman DJ, Rossen RM, Inghem R, Rieder AK, Harrison DC (1975) Sinus node function in the denervated human heart. Br Heart J 37: 612–618
25. Haasis R, Larbig D, Klenk KO (1975) Glykosidkonzentration im Serum und Urin bei Herzgesunden nach Gabe von Beta-Methyl-Digoxin. Klin Wochenschr 53: 529–533
26. Horwitz LD, Atkins JM, Saito M (1977) Effect of digitalis on left ventricular function in exercising dogs. Circ Res 41: 744–750
27. Hsieh YY, Goldberg LI, Arnsdorf MF (1978) Cardiac glycosides, theophylline, morphine, and vasodilators. In: Hurst J (ed) The heart, arteries and veins. McGraw-Hill, New York, pp 1965–1980
28. Kassebaum D (1963) Electrophysiological effects of strophanthin in the heart. J Pharmacol Exp Ther 140: 329–334
29. Kim YI, Noble RJ, Zipes DP (1975) Dissociation of the inotropic effect of digitalis from its effect on atrioventricular conduction. Am J Cardiol 36: 459–467
30. Kleiman JH, Ingels NB, Daughters G, Stinson EB, Alderman EL, Goldman RH (1978) Left ventricular dynamics during longterm digoxin treatment in patients with stable coronary artery disease. Am J Cardiol 41: 937–942
31. Klein M, Nejad NS, Hagemeijer F, Barr I (1971) Correlation of the electrical and mechanical changes in the dog heart during progressive digitalization. Circ Res 29: 635–645
32. Larbig D, Kochsiek K, Schrader C (1972) Klinische Aspekte der radioimmunchemischen Bestimmung der Serum-Digoxinkonzentration. Dtsch Med Wochenschr 97: 139–145
33. Mahler F, Karliner JS, O'Raurke RA (1974) Effects of chronic digoxin in the normal conscious dog. Circulation 50: 720–727
34. Mason DT (1978) Afterload reduction and cardiac performance. Am J Med 65: 106–125
35. Mason DT, Braunwald E (1964) Studies on digitalis. X. Effects of oubain on forearm vascular resistance and venous tone in normal subjects and in patients in heart failure. J Clin Invest 43: 532
36. Mason DT, Spann JF, Zelis R (1969) New developements in the understanding of the actions of the digitalis glycosides. Prog Cardiovasc Dis 11: 443–451
37. McMichael J, Sharpey-Schafer EP (1944) The action of intravenous digoxin in man. Q J Med 52: 123–135
38. Perrier D, Mayersohn M, Marcus FI (1977) Clinical pharmacokinetics of digitoxin. Clin Pharmacokinet 2: 292–311

39. Pryzbyla AC, Paulay KS, Stein W, Damato AN (1974)Effects of digoxin on atrioventricular conduction patterns in man. Am J Cardiol 33: 344–350
40. Rodman T, Gorczyca CA, Pastor BH (1961) The effect of digitalis on the cardiac output of the normal heart at rest and during exercise. Ann Intern Med 55: 620–631
41. Rosen MR, Wit AL, Hoffman BF (1975) Electrophysiology and pharmacology of cardiac arrhythmias. IV. Cardiac antiarrhythmic and toxic effects of digitalis. Am Heart J 89: 391–399
42. Schneider J, Ruiz-Torres A (1977) Digitalis effect and blood concentration. Int J Clin Pharmacol 15: 424–427
43. Schneider KW, Gattenlöhner W (1971) Die unterschiedlichen Veränderungen der zentralen Hämodynamik durch Digitalis-purpurea- und Lanata-Präparate. Verh Dtsch Ges Inn Med 77: 980–982
44. Scholz H, Hackbarth I, Schmitz W (1979) Intensität und zeitlicher Verlauf der Digitoxinwirkung im Vergleich zu anderen herzwirksamen Glykosiden am isolierten Warmblütlerherzen. In: Greeff K, Rietbrock N (Hrsg) Digitoxin als Alternative in der Therapie der Herzinsuffizienz. Schattauer, Stuttgart New York, S 141–148
45. Shapiro W, Narahara K, Taubert K (1970) Relationship of plasma digitoxin and digoxin to cardiac response following intravenous digitalization in man. Circulation 42: 1065–1072
46. Smith TW, Braunwald E (1980) The management of heart failure. In: Braunwald E (ed) Heart disease, a textbook of cardiovascular medicine. Saunders, Philadelphia London Toronto, pp 509–570
47. Smith TW, Haber E (1973) Digitalis. Clinical value of the radioimmunoassay of the digitalis glycosides. Pharmacol Rev 25: 219–228
48. Sonnenblick EH, Williams JF, Glick G, Mason DT, Braunwald E (1966) Studies on digitalis. XV. Effects of cardiac glycosides on myocardial force-velocity relations in the nonfailing human heart. Circulation 34: 532–546
49. Steinbeck G, Haberl R, Lüderitz B (1980) Effects of atrial pacing on atrio-sinus conduction and overdrive suppression in the isolated rabbit sinus node. Circ Res 46: 859–869
50. Tritthart HA (1978) Neuere Aspekte der Wirkung von Herzglykosiden auf die elektrische und mechanische Aktivität des Myokards. Herz Kreislauf 10: 211–217
51. Weissler AM (1974) Assessment of the left ventricular response to cardioactive agents by noninvasive techniques. In: Dengler HJ (ed) Symposia Medica Hoechst. Schattauer, Stuttgart New York, pp 5–18
52. Weissler AM, Snyder JR, Schoenfeld GD, Cohen S (1966) Assay of digitalis glycosides in man. Am J Cardiol 17: 768–780
53. Weissler AM, Harris WS, Schoenfeld CD (1968) Systolic time intervals in heart failure in man. Circulation 37: 149–159
54. Williams JF, Klocke FJ, Braunwald E (1966) Studies on digitalis. XII. A comparison of the effects of potassium on the inotropic and arrhythmiaproducing actions of ouabain. J Clin Invest 45: 346–352
55. Yankopoulos NA, Kawai C, Federici EE, Adler LN, Abelmann WH (1968) The hemodynamic effects of ouabain upon the diseased left ventricle. Am Heart J 76: 466–480
56. Zahorsky R (1980) Action of semisynthetic digitoxin – and scillarenin-derivatives on the heart-lung-preparation of the cat. Naunyn Schmiedebergs Arch Pharmacol 311: 42

Therapeutische Gesichtspunkte

Indikationen für die Digitalistherapie

E. Erdmann

Bei der Vielzahl von potentiell gefährlichen Nebenwirkungen der Herzglykoside und den durchaus wirkungsvollen Alternativen sind Nutzen und Gefahren der Digitalistherapie immer wieder und häufig kontrovers diskutiert worden [14, 20, 30, 39, 40]. Dabei fällt auf, daß in Deutschland angeblich 4 Millionen Patienten ständig Herzglykoside einnehmen, während es in England nur etwa 400000 sein sollen [37, 38]. Neben diesen geographischen Unterschieden teilen sich die Meinungen insbesondere in Hinsicht auf eine Langzeittherapie mit Herzglykosiden [2, 12, 36]. Eine kurze, kritische Stellungnahme anhand der vorliegenden Literatur soll hier versucht werden.

Herzglykoside bei absoluter Arrhythmie

Die therapeutisch günstige Wirkung der Herzglykoside bei Vorhofflimmern mit schneller Überleitung ebenso wie beim Vorhofflattern ist wohl unbestritten [34]. Sie beruht im wesentlichen auf der blockierenden Wirkung im AV-Knoten mit konsekutiver Abnahme der Kammerfrequenz. Dies führt zu verbesserter Füllung des linken Ventrikels, was insbesondere bei der Mitralstenose mit schnellem Vorhofflimmern beobachtet wurde, aber auch bei anderen kardialen Erkrankungen mit Tachyarrhythmie. Der positiv inotrope Effekt der Herzglykoside mag zu der zunehmenden Auswurffraktion bei diesen Patienten beitragen, der Haupteffekt aber liegt wohl in der verlängerten diastolischen Füllungszeit begründet [21].

Die Tachyarrhythmia absoluta ist also eine klare Indikation für Digitalis, welches in dieser Hinsicht den ebenfalls AV-blockierenden β-Rezeptorenblockern (und einigen Kalziumantagonisten) wegen deren negativ inotropen Wirkungen überlegen ist. Eine Ausnahme stellt das Vorhofflimmern mit schneller Überleitung bei Hyperthyreose dar. Herzglykoside zeigen dabei eher keine günstige therapeutische Wirkung. Hier ist, abgesehen von der kausalen Behandlung der Schilddrüsenüberfunktion, die Gabe von β-Rezeptorenblockern indiziert [29].

Die antiarrhythmische Digitaliswirkung (bzw. die AV-blockierende Wirkung) wird durch die Hemmung der $(Na^+ + K^+)$-ATPase erklärt. In der Regel werden dazu hohe Dosierungen (bzw. Konzentrationen) benötigt [22].

Wahrscheinlich entspricht diese Herzglykosidwirkung, zumindest bei vielen Patienten, schon dem toxischen Effekt [19]. Dementsprechend werden auch die älteren Dosierungsempfehlungen, die im wesentlichen an Patienten mit Vorhofflimmern gewonnen wurden [3], heute als zu hoch für die gewünschte positiv inotrope Wirkung bei Sinusrhythmus angesehen.

Herzglykoside alleine oder in Kombination z. B. mit Chinidin oder Disopyramid eignen sich auch zur pharmakologischen Kardioversion bei akut aufgetretenem Vorhofflimmern kardialer Ursache. Da Digitalis die Plazentaschranke passiert, wurden auch bei Feten intrauterin erfolgreiche Rhythmisierungsversuche durchgeführt [23].

Herzglykoside bei akuter Herzinsuffizienz

Die Akutwirkung der Herzglykoside ist wiederholt durch nichtinvasive und invasive Untersuchungen nachgewiesen worden [1, 7, 8, 18, 46]. Die Kontraktionskraft sowie -geschwindigkeit und das Herzminutenvolumen steigen regelmäßig beim chronisch herzinsuffizienten Patienten (s. auch S. 29). Uneinigkeit besteht hinsichtlich des therapeutischen Nutzens bzw. des Nebenwirkungsrisikos einer derartigen Therapie bei der akuten Herzinsuffizienz.

Durch die direkte und rasch auftretende vasokonstriktorische Wirkung [31, 44] kann es, insbesondere nach Bolusgabe von Herzglykosiden [13], zu Blutdrucksteigerungen und damit zu erhöhter Nachlast kommen. Dies kann zu Problemen führen. Tatsächlich ist die Auslösung von Lungenödemen durch Glykoside bei schwer herzinsuffizienten Patienten beschrieben worden [9]. Möglicherweise sind dafür die gemessenen Blutdruckanstiege bei 59% der Patienten mit Myokardinfarkt nach intravenöser Digitalisgabe verantwortlich [28]. Damit vereinbar nahm bei 11 herzinsuffizienten Patienten nach Herzinfarkt mit Sinusrhythmus und Digitalisgabe das Herzminutenvolumen von 4,9 l/min auf 4,2 l nach 30 min und 4,6 l nach 60 min ab [4]. Diese Patienten profitierten von der Digitalisgabe ebensowenig wie nicht herzinsuffiziente, bei denen aufgrund angestiegener CK-Werte eine Zunahme der Infarktgröße nachgewiesen wurde [43]. Diese Beobachtung konnte auch tierexperimentell bestätigt werden [45]. Als Ursache wird der mit zunehmender Kontraktilität und Wandspannung einhergehende ansteigende Sauerstoffverbrauch angenommen. Andererseits gibt es auch Untersuchungen an Herzinfarktpatienten mit sehr niedriger Auswurffraktion des linken Ventrikels, bei denen Digoxin zu keinem CK-Anstieg und sogar zu einer geringen Verbesserung der hämodynamischen Parameter führte [35]. Diese Patienten waren herzinsuffizient und hatten relativ große Infarktbezirke. Die Auswurffraktion stieg bei 14 Patienten von 29% auf 33% an. Ob diese radionuklid-ventrikulographisch gemessenen Werte einer methodenkritischen Beurteilung standhalten, werden weitere Untersuchungen zeigen.

Die akute Herzinsuffizienz mit Tachyarrhythmie sollte mit Herzglykosiden behandelt werden. Das schnelle Vorhofflimmern an sich kann die Herzinsuffizienz auslösen oder verstärken. Deshalb ist die Frequenzabnahme auf günstige Werte (80–100/min) anzustreben. Hier steht aber die antiarrhythmische Indikation wieder ganz im Vordergrund, obwohl die positiv inotrope Wirkung ebenfalls erwünscht ist.

Zusammenfassend läßt sich also sagen, daß bei der akuten Herzinsuffizienz mit Sinusrhythmus Herzglykoside zwar die Kontraktilität erhöhen, aber aufgrund der peripheren Vasokonstriktion, des initial eher erniedrigten Herzminutenvolumens und des zumindest bis zur Änderung der Ventrikelgeometrie erhöhten Sauerstoffbedarfes [11] nicht als Mittel der 1. Wahl gelten. Bei diesen Patienten bieten sich die besser steuerbaren und überaus effektiven Alternativen zur Herzglykosidbehandlung (Dopamin, Dobutamin, Vasodilatanzien etc.; s. auch S. 130) an. Beim akuten Lungenödem ist sicherlich die O_2-Gabe, die Diuretikaapplikation, die entsprechende Lagerung sowie die Zufuhr von Nitropräparaten zeitlich vor der intravenösen Herzglykosidgabe anzuordnen. Beim Herzinfarkt ist wegen der erhöhten Arrhythmieneigung und möglicher Infarktgrößenzunahme Vorsicht geboten. Bei der akuten Herzinsuffizienz mit Tachyarrhythmie sind Herzglykoside hingegen anderen positiv inotropen Pharmaka vorzuziehen.

Herzglykoside bei chronischer Herzinsuffizienz

Die Wirkung von Herzglykosiden nach langdauernder Therapie wird von einigen Autoren angezweifelt, im wesentlichen, weil Absetzversuche nur bei einem geringeren Teil der digitalisierten Patienten zu erneutem Auftreten von Herzinsuffizienzzeichen führten [12, 14, 25, 27, 33, 41]. Die Untersuchung von Dobbs et al. [14] war sogar „doppelt blind" angelegt. Andererseits konnte durch überzeugende Messungen an chronisch digitalisierten Patienten belegt werden, daß eine Tachyphylaxie bei Herzglykosiden unwahrscheinlich ist [2, 14, 24]. Wenn Herzglykoside also im Akutversuch wirken, dann tun sie das nach hämodynamischen Untersuchungen auch nach Monaten chronischer Anwendung [14, 24].

Bei differenzierter Betrachtung wird klar, daß zum einen nicht alle Fälle von Herzinsuffizienz auf Digitalis ansprechen und zum anderen viele Formen der Herzinsuffizienz erfreulicherweise vorübergehender Natur sind. So kann die Herzinsuffizienz nach erfolgreicher Therapie einer dekompensierten Hypertonie, einer Myokarditis, bei pulmonalen Erkrankungen oder nach Lungenembolien verschwunden sein. Natürlich wird dann ein Auslaßversuch nicht zu erneuter Herzinsuffizienz führen. Das Nichtauftreten von Insuffizienzsymptomen darf dementsprechend auch nicht als Hinweis für eine fehlende Langzeitwirkung gewertet werden, sondern es zeigt an, daß der betreffende Patient im Augenblick offensichtlich nicht mehr glykosidbedürftig ist.

Bei manchen Herzerkrankungen wie restriktiven oder obstruktiven Kardiomyopathien, Pericarditis constrictiva, Amyloidose des Herzens, schweren regionalen Kontraktionsstörungen mit bereits hyperdynamisch schlagenden Ventrikelbereichen etc. ist ein positiver Effekt von den Herzglykosiden nicht zu erwarten. Hier müssen andere Therapieformen angewendet werden. Andererseits gibt es sicherlich eine Reihe von Patienten, die von einer lebenslangen Digitalistherapie profitieren. Diese gilt es herauszufinden:

Eine prophylaktische Wirkung der Herzglykoside – also das Auftreten einer Herzinsuffizienz hinauszuzögern oder zu verhindern – ist beim Menschen nicht nachgewiesen worden. Die Gefahren einer nichtindizierten Digitalisierung sind bei bekannter enger therapeutischer Breite, dem Auftreten von teilweise lebensbedrohlichen Rhythmusstörungen und bei erhöhtem Sauerstoffverbrauch des suffizienten Herzens [42] evident. Deshalb sollten vorzugsweise Patienten mit chronisch manifester Herzinsuffizienz und nachgewiesener günstiger therapeutischer Wirksamkeit von Herzglykosiden digitalisiert werden, ebenso wie Patienten mit chronischer, aber unter Digitalistherapie kompensierter Herzinsuffizienz ohne vorübergehende andere Erkrankungen, aber mit fortbestehender Herzerkrankung. Bei allen anderen

Patienten mit Sinusrhythmus ist ein kontrollierter Absetzversuch gerechtfertigt. Günstige therapeutische Wirkungen konnten nicht nachgewiesen werden bei der Mitralstenose mit Sinusrhythmus [5] sowie beim chronischen Cor pulmonale mit Sinusrhythmus [39], außer wenn gleichzeitig eine Linksherzinsuffizienz besteht [32]. Bei Patienten mit Cor pulmonale besteht eine erhöhte Gefahr von Rhythmusstörungen, möglicherweise hypoxiebedingt [15]. Bei Acidose besteht eine experimentell nachgewiesene erhöhte Affinität des Herzglykosidrezeptors für Digitalis [16]. Diese Patienten sollten Herzglykoside bei nachgewiesener Wirksamkeit in geringerer Dosierung erhalten.

In letzter Zeit sind einige experimentelle Hinweise für eine Digitalistachyphylaxie publiziert worden [6, 17]. Diese Untersuchungen sind jedoch nicht unwidersprochen [26] und entsprechen nicht den zitierten klinischen Untersuchungen, bei denen eine chronische Digitaliswirkung beim Menschen durch hämodynamische Messungen nachgewiesen wurde.

Die Indikationen für eine Herzglykosidtherapie bei der chronischen Herzinsuffizienz unterschiedlicher Genese sollte wegen der Vielzahl von Nebenwirkungen (s. auch S. 76) streng gestellt und abhängig gemacht werden von einer im Einzelfall nachgewiesenen günstigen Wirkung. Bei fraglichem therapeutischen Effekt sind kontrollierte Absetzversuche gerechtfertigt. Eine mit zunehmender Behandlungsdauer nachlassende Wirkung ist nicht bewiesen.

Literatur

1. Amlie JP, Storstein L, Heldaas O (1979) Correlation between pharmacokinetics and inotropic and electrophysiologic responses to digitoxin in the intact dog. J Cardiovasc Pharmacol 1: 529–540
2. Arnold SB, Byrd RC, Meister W et al. (1980) Long-term digitalis therapy improves left ventricular function in heart failure. N Engl J Med 303: 1443–1448
3. Augsberger A (1951) Quantitatives zur Therapie mit Herzglykosiden. Med Welt 47: 1471–1475
4. Balcon R, Hoy J, Sowton E (1968) Haemodynamic effects of rapid digitalization following acute myocardial infarction. Br Heart J 30: 373–376
5. Beiser GD, Epstein SE, Stampfer M, Robinson B, Braunwald E (1968) Studies on digitalis. XVII. Effects of ouabain on the hemodynamic response to exercise in patient with mitral stenosis in normal sinus rhythm. N Engl J Med 278: 131–137
6. Bluschke V, Bonn R, Greeff K (1976) Increase in the ($Na^+ + K^+$)-ATPase activity in heart muscle after chronic treatment with digitoxin or potassium deficient diet. Eur J Pharmacol 36: 189–191
7. Bolte H-D, Erdmann E, Cyran J (1981) Untersuchungen zum Wirkungsbeginn und Wirkungsmaximum von Digitoxin nach intravenöser Injektion bei Patienten. In: Kochsiek K, Rietbrock N (Hrsg) Digitalistherapie bei Herzinsuffizienz. Urban & Schwarzenberg, München, S 88–92
8. Braunwald E, Bloodwell RD, Goldberg LI, Morrow AG (1961) Studies on digitalis. IV. Observations in man on the effects of digitalis preparations on the contractility of the non-failing heart and on total vascular resistance. J Clin Invest 40: 52–59
9. Cohn JN, Tristani EE, Khatri IM (1969) Cardiac and peripheral vascular effects of digitalis in clinical cardiogenic shock. Am Heart J 78: 318–330
10. Cohn K, Selzer A, Kersh ES, Karpman LS, Goldschlager N (1975) Clinical studies. Variability of hemodynamic responses to acute digitalization in chronic cardiac failure due to cardiomyopathy and coronary artery disease. Am J Cardiol 35: 461–468
11. Covell JW, Braunwald E, Ross J, Sonnenblick EH (1966) Studies on digitalis. XVI. Effects on myocardial oxygen consumption. J Clin Invest 45: 1535–1541

12. Davidson C, Gibson D (1973) Clinical significance of positive inotropic action of digoxin in patients with left ventricular disease. Br Heart J 35: 970–976
13. De Mots H, Rahimtoola SH, McAnulty J, Porter G (1978) Effects of ouabain on coronary systemic vascular resistance and myocardial oxygen consumption in patients without heart failure. Am J Cardiol 41: 88
14. Dobbs SM, Kenyon WI, Dobbs RJ (1977) Maintenance digoxin after an episode of heart failure: Placebo-controlled trial in outpatients. Br Med J I: 749–752
15. Doherty JE, Kane JJ, Phillips JR, Adamson JS (1977) Digitalis in pulmonary heart disease (cor pulmonale). Drugs 13: 142–151
16. Erdmann E, Brown L (1983) The cardiac glycoside-receptor-system in the human heart. Eur Heart J 4: 61–65
17. Ford AR, Aronson JK, Grahame-Smith DG, Carver JG (1979) Changes in cardiac glycoside receptor sites, ^{86}rubidium uptake and intracellular sodium concentrations in the erythrocytes of patients receiving digoxin during the early phases of treatment of cardiac failure in regular rhythm and of atrial fibrillation. Br J Clin Pharmacol 8: 125–134
18. Forester W, Richard BS, Lewis P, Weissler AM, Wilke TA (1974) The onset and magnitude of the contactile response to commonly used digitalis glycosides in normal subjects. Circulation 49: 517–521
19. Goldman S, Probst P, Selzer A, Cohn K (1975) Inefficancy of „therapeutic“ serum levels of digoxin in controlling the ventricular rate in atrial fibrillation. Am J Cardiol 35: 651–655
20. Guz A (1978) The clinical value of digoxin in patients with heart failure and sinus rhythm. In: Dickinson CJ, Marks J (eds) Developments in cardiovascular medicine. MTP Press, Lancester, pp 225–261
21. Guz A, McHaffie D (1978) The use of digitalis glycosides in sinus rhythm. Clin Sci Mol Med 55: 417–421
22. Hurst JW, Paulk EA, Proctor HD, Schlant RC (1964) Management of patients with atrial fibrillation. Am J Med 37: 728–741
23. Kerenyi TD, Meller J, Steinfeld L, Gleicher N, Brown E, Chitkara U, Raucher H (1980) Transplacental cardioversion of intrauterine supraventricular tachycardia with digitalis. Lancet 23: 393–394
24. Kleiman JH, Ingels NB, Daughters G, Stinson EB, Alderman EL, Goldman RH (1978) Left ventricular dynamics long-term digoxin treatment in patients with stable coronary artery disease. Am J Cardiol 41: 937–942
25. Krakauer R, Petersen B (1979) The effects of discontinuing maintenance digoxin therapy; a study of elderly cardiac patients in sinus rhythm. Dan Med Bull 26: 10–13
26. Ku DD, Akera T, Brody TM, Weaver LC (1977) Chronic digoxin treatment on canine myocardial Na^+, K^+-ATPase. Naunyn Schmiedebergs Arch Pharmacol 301: 39–47
27. Liverpool Therapeutics Group (1978) Use of digitalis in general practice. Br Med J II: 673–675
28. Lown B, Klein MD, Barr I, Hagemeijer F, Kosowski BD, Garrison H (1972) Sensitivity to digitalis drugs in acute myocardial infarction. Am J Cardiol 30: 388
29. Lüderitz B (1978) Betarezeptorenblocker bei kardialen Rhythmusstörungen. Internist (Berlin) 19: 532–537
30. Marcus FI (1980) Editorial: Use of digitalis in acute myocardial infarction. Circulation 62: 17–19
31. Mason DT, Braunwald E (1964) Study on digitalis. X. Effects of ouabain on forearm vascular resistance and venous tone in normal subjects and in patients with heart failure. J Clin Invest 43: 532
32. Mathur PN, Powles P, Pugsley SO, McEwan MP, Campbell M (1981) Effect of digoxin on right ventricular function in severe chronic airflow obstruction. Ann Intern Med 95: 283–288
33. McHaffie D, Purcell H, Mitchell-Heggs P, Guz A (1978) The clinical value of digoxin in patients with heart failure and sinus rhythm. Q J Med 47: 401–419
34. McKenzie J (1911) Digitalis. Heart 2: 273
35. Morrison J, Coromilas J, Robbins M (1980) Digitalis and myocardial infarction in man. Circulation 62: 8–16
36. Pierach C, Baur H (1979) Ist eine Dauerbehandlung mit Digitalisglykosiden sinnvoll? Dtsch Med Wochenschr 104: 1251–1252
37. Rietbrock N, Kewitz H (1980) Wahl des Herzglykosids. MMW 122: 775–776

38. Rietbrock N, Woodcock BG (1981) On the rational choice of cardiac glycoside. TIPS 2: 206–208
39. Schüren KP, Hüttemann U (1974) Chronisch obstruktive Lungenerkrankungen: Die hämodynamische Wirkung von Digitalis beim chronischen Cor pulmonale in Ruhe und unter Belastung. Klin Wochenschr 52: 736–746
40. Selzer A (1981) Digitalis in cardiac failure. Do benefits justify risks? Arch Intern Med 141: 18–19
41. Starr I, Luchi RJ (1969) Blind study on the action of digitoxin on elderly women. Am Heart J 78: 740–751
42. Strauer BE (1978) Das Hochdruckherz. VI. Ventrikelfunktion und koronare Hämodynamik unter dem Einfluß von Digitalisglykosiden. Dtsch Med Wochenschr 103: 1691–1695
43. Varomkov Y, Shell WE, Smirnov V, Jukovsky D, Chazov EI (1977) Augmentation of serum CPK activity by digitalis in patients with acute myocardial infarction. Circulation 55: 719
44. Vatner SF, Higgins CB, Franklin D, Braunwald E (1971) Effects of a digitalis glycoside on coronary and systemic dynamics in conscious dogs. Circ Res 28: 470
45. Watanabe T, Covell JW, Maroko PR, Braunwald E, Ross J (1972) Effects of increased arterial pressure and positive inotropic agents on the severity of myocardial ischemia in the acutely depressed heart. Am J Cardiol 30: 371
46. Yankopoulos NA, Kawai C, Federici EE, Adler LN, Abelmann WH (1968) The hemodynamic effects of ouabain upon the diseased left ventricle. Am Heart J 76: 466–480

Dosierung von Herzglykosiden

E. E. Ohnhaus

Der Wirkungsmechanismus der Herzglykoside am Myokard scheint mehr oder minder qualitativ gleich und ermöglicht deshalb eine effektive Behandlung prinzipiell mit allen Herzglykosiden. Wie aber aus den vorhergehenden Kapiteln ersichtlich, unterscheiden sich die einzelnen kardioaktiven Glykoside insbesondere durch ihre unterschiedlichen pharmakokinetischen Eigenschaften, die Geschwindigkeit des Wirkungseintritts, Ausmaß der Resorption und Wirkdauer bestimmen. Es hat sich für klinische Belange als zweckmäßig erwiesen, die Herzglykoside nach dem Abklingen ihrer Wirkung in drei Gruppen einzuteilen, wobei schnell, mittelschnell und langsam abklingende Glykoside unterschieden werden. Mit einer Abklingquote von mehr als 30% werden das k-Strophanthin und das Proscillaridin zu den schnell abklingenden Glykosiden gerechnet. Den mittelschnellen mit einer Abklingquote von 20% werden Digoxin, Lanatosid A, B und C, α- und β-Acetyldigoxin sowie β-Methyldigoxin zugeordnet. Zu den langsam abklingenden Glykosiden mit einer Abklingquote von etwa 7% gehören Acetyldigitoxin und Digitoxin.

Digitaloide, wie Proscillaridin, Peruvosid und das k-Strophanthin erreichen im Mittel eine enterale Resorptionsquote von günstigstenfalls 20–35%, ein Anteil mit dem therapeutisch wirksame Spiegel nicht erreicht werden können. Andere Digitaloide, wie Convallaria, Oleander, Adonis und Crataegus dürften enteral eher noch zu einem geringeren Anteil resorbiert werden. Bedingt durch diese geringe enterale Resorption kann eine zuverlässige Therapie nicht gewährleistet werden. Deshalb werden die Digitaloide in den weiteren Überlegungen nicht mehr berücksichtigt und sollten auch therapeutisch heutzutage keine Verwendung mehr finden.

Therapie mit Digitalisglykosiden beim Erwachsenen

Sättigungsdosis

Die Digitalisglykoside mit mittelschneller und langsamer Abklingquote besitzen entsprechend eine relativ lange Eliminationshalbwertszeit. Andererseits ist die therapeutische Breite der Glykoside sehr eng. Deshalb muß bei der Digitalisierung eines Patienten überlegt werden, ob man eine therapeutische Wirkung schnell oder langsam erreichen will. Aufgrund pharmakokinetischer Untersuchungen wird die mittlere Gleichgewichts- oder Steady-state-Konzentration einer Substanz nach 5–7 Halbwertszeiten erreicht. Beim Digoxin mit einer Halbwertszeit von etwa 30 h wäre die Steady-state-Konzentration nach etwa 7 Tagen zu erwarten. Dagegen wird bei Digitoxin mit einer Halbwertszeit von etwa 7–9 Tagen ungefähr nach 40 Tagen

Tabelle 1. Gesamte Sättigungsdosis entsprechend der Erhaltungsdosis für Patienten mit normaler und eingeschränkter Nierenfunktion (für Digoxin)

Erhaltungsdosis (mg/Tag)	Gesamte Sättigungsdosis (mg)
0,125	0,315
0,25	0,625
0,5	1,25

Tabelle 2. Gesamtdosis der gebräuchlichen Herzglykoside

	Digoxin	β-Acetyldigoxin	β-Methyldigoxin	Digitoxin
Rasche Sättigung (24 h) Gesamtdosis	1,5–2,0 mg	1,6–2,0 mg	0,6–0,8 mg	–
Langsame Sättigung (2–5 Tage) Gesamtdosis	0,625–1,5 mg	0,6–1,0 mg	0,8–1,6 mg	0,8–1,6 mg
Erhaltungsdosis Tagesdosis	0,25–0,75 mg	0,2–0,4 mg	0,1–0,3 mg	0,05–0,15 mg

die Gleichgewichtskonzentration nachzuweisen sein. Außerdem muß zusätzlich zur Sättigungsdosis noch erwogen werden, welche Erhaltungsdosis während der Therapie weiter verwendet werden soll, da aufgrund heutiger Kenntnisse die Sättigungsdosis nicht mehr von der Erhaltungsdosis zu trennen ist [39]. Die Zusammenhänge zwischen Sättigungsdosis und Erhaltungsdosis sind aus Tabelle 1 ersichtlich.

Die Verabreichung einer Sättigungsdosis wird also notwendig, wenn ein mittelschneller bis schneller therapeutischer Effekt erreicht werden soll, wobei die Sättigungsdosis intravenös oder oral verabreicht werden kann. Da die Angaben über die Sättigungsdosen bei entsprechender Erhaltungsdosis auf der Resorptionsquote oder auch der sog. „bioavailibility" beruhen, und die verschiedenen Digitalisglykoside nicht gleichmäßig resorbiert werden, ergeben sich unterschiedliche, sowohl intravenöse als auch orale Sättigungsdosen. Deshalb sollte z. B. bei Digoxin mit einer im Mittel 75%igen Resorption nur ¾ der oralen Digoxinsättigungsdosis intravenös gegeben werden. Dagegen kann bei Digitoxin und β-Methyldigoxin, mit einer nahezu 100%igen Resorption, oral und intravenös die identische Sättigungsdosis verabreicht werden. Da auch die anderen Digitalisglykoside unterschiedliche Resorptionsquoten aufweisen, sind die entsprechenden Sättigungsdosen für die einzelnen Digitalisglykoside in Tabelle 2 angegeben. Da aufgrund pharmakokinetischer Berechnungen, wie bereits oben erwähnt, die Sättigungsdosis in enger Beziehung zur Erhaltungsdosis steht [39], sollten beide in engem Zusammenhang betrachtet werden. So entspricht eine Initialdosis von 1,25 mg Digoxin einer Erhaltungsdosis von 0,5 mg, während bei einer Erhaltungsdosis von 0,25 mg Digoxin nur eine Sättigungsdosis von 0,625 mg benötigt wird (Tabelle 1). Diese enge Beziehung zwischen Initialdosis und Erhaltungsdosis gilt für Patienten mit und ohne Niereninsuffizienz, wie in einer kürzlich erschienenen Untersuchung nachgewiesen werden konnte [27]. Eine zu hohe Sättigungsdosis kann insbesondere bei niereninsuffizienten oder alten Patienten mit einem geringeren Verteilungsvolumen während der Sättigungsperiode zu hohe Plasmakonzentrationen bewirken, woraus eine erhöhte Nebenwirkungsrate resultieren kann. Die Initialdosis für Lanatosid C beträgt ebenso wie für Methyldigoxin etwa 1,6 mg; sie kann wie beim Digoxin innerhalb von 24 h, aber auch über 3–5 Tage verabreicht werden. Bei Digitoxin beträgt die Sättigungsdosis 1–2 mg, was einer Erhaltungsdosis von 0,05–0,2 mg täglich entspricht.

Diese Initialdosierungen oder Sättigungsdosen beruhen also auf der Resorptionsquote und den Halbwertszeiten der verwendeten Glykoside, wobei der Wirkungseintritt bei Digitoxin langsam, dagegen bei den mittelschnell wirkenden Digitalisglykosiden auch oral rasch zu verzeichnen ist. Deswegen ergeben sich im allgemeinen klinisch für eine intravenöse Glykosidmedikation selten Indikationen, die auch nur als vorübergehende Maßnahme zu betrachten sind. Die früher geäußerte Meinung, daß bei der dekompensierten Rechtsherzinsuffizienz oder bei akut einsetzender schwerer Herzinsuffizienz eine Resorptionsbeeinträchtigung zu befürchten ist, konnte aufgrund neuerer Studien nicht bestätigt werden [26].

Erhaltungsdosis

Die Erhaltungsdosierung für die üblicherweise verwendeten Digitalisglykoside finden sich ebenfalls in Tabelle 2. Dabei sollte die tägliche Dosis so gewählt werden, daß der pharmakodynamische Effekt im optimalen, die Intoxikationsrate dagegen im minimalen Bereich zu liegen kommt. Für Digoxin beispielsweise liegt dieser Bereich bei Plasmakonzentrationen zwischen 0,6 und 1,5 ng/ml [34], wobei zwischen der oral applizierten Digoxinmenge und der mittleren Plasmakonzentration eine lineare Beziehung besteht [21]. So betrug nach einer oralen Gabe von 0,25 mg täglich Digoxin die Digoxinplasmakonzentration 0,8 ng/ml, bei einer Dosis von 0,5 mg täglich 1,5 ng/ml [21]. Ähnliche Ergebnisse wurden in einer vergleichenden Untersuchung mit Erhaltungsdosen zwischen 0,25 und 0,5 mg Digoxin beobachtet. Dabei wurden nach der 0,5-mg-Dosis höhere Digoxinkonzentrationen um etwa 1,2 ng/ml, verbunden mit einem ausgeprägteren inotropen Effekt nachgewiesen, während mit 0,25 mg Digoxin Plasmakonzentrationen um 0,6 ng/ml bestimmt wurden [13]. Andererseits wurden bei Patienten mit unterschiedlicher Nieren- und Leberfunktion unter einer Standarddosis von 0,25 mg Digoxin täglich Plasmaspiegel um 1,5 ng/ml gemessen [5], somit eine Dosierung, die etwa die adäquate Dosis in einem klinischen Patientengut darstellen dürfte. Ähnliche Ergebnisse wurden ebenfalls für Digitoxin beobachtet, wobei die tägliche Erhaltungsdosis um 0,05 mg und nur ausnahmsweise bei 0,2 mg Digitoxin liegt. Bei der Verwendung anderer Digitalisglykoside sind aufgrund ihrer pharmakokinetischen Eigenschaften nahezu gleiche Plasmakonzentrationen nur bei unterschiedlicher Erhaltungsdosis meßbar, was bei der Therapie berücksichtigt werden sollte. So werden mit 0,5 mg Digoxin, 0,4 mg β-Acetyldigoxin und 0,3 mg β-Methyldigoxin nahezu identische Plasmakonzentrationen erreicht [21]. Trotzdem sollte die notwendige Erhaltungsdosis immer unter dem Aspekt des klinischen Effektes, verbunden mit der Beurteilung von Nebenwirkungen, betrachtet werden, so daß hier weiterhin die ärztliche Entscheidung von Bedeutung ist.

Zur Verwendung verschiedener Digitalisglykoside

Im Gegensatz zu Europa verwendet man in den angelsächsischen Ländern vorwiegend Digoxin und sehr viel seltener Digitoxin oder andere Glykoside bei gegebener Indikation [9], wie aus einem entsprechenden Überwachungsprogramm hervorgeht. Auch liegt die Anzahl von Verordnungen für Digitalisglykoside in Amerika deutlich niedriger als in Europa [9], was für eine strengere Indikationsstellung zur Digitalisierung spricht. Zusätzlich werden auch zahlenmäßig weniger aufgetretene Digitalisintoxikationen angegeben. Damit muß man sich kritisch mit der Frage auseinandersetzen, ob die Vielzahl verschiedener Digitalisglykoside einen echten therapeutischen Vorteil bedeutet.

Seit längerem wurde k-Strophanthin wegen der schlechten oralen Resorption und kurzen Halbwertszeit weitgehend aus der therapeutischen Anwendung verbannt, zumal auch sein Gebrauch durch keine zusätzlichen pharmakodynamischen Vorteile zu rechtfertigen war. Dagegen werden die Digitalisglykoside mit mittelschneller Abklingquote, wie vor allem α-Acetyl- und β-Methyldigoxin klinisch in großem Umfange eingesetzt. Dabei wird der Vorteil des β-Methyldigoxins im Auftreten höherer Plasmaspiegel während der Resorptionsphase gesehen, was für eine schnellere und ausgiebigere Aufnahme der Substanz spricht [20, 32]. Acetyldigoxin wird in der Darmwand direkt in Digoxin überführt [32], Cedilanid in zu geringer Menge resorbiert, und Lanatosid C weist ein eigenartiges pharmakokinetisches Verhalten auf [3]. Damit ergeben sich gegenüber dem Digoxin keine zu augenfälligen Vorteile, wobei die bessere Resorption des β-Methyldigoxins bei etwas höheren Kosten vielleicht in einzelnen Fällen von Nutzen sein dürfte.

Neuerdings wird auch über die Vorteile einer vermehrten Verabreichung von Digitoxin diskutiert [33], da es bei Niereninsuffizienz in seiner Dosierung nicht angepaßt werden muß. Bei der Gabe von Digitoxin an niereninsuffizienten Patienten konnten keine erhöhten Plasmaspiegel einschließlich kardioaktiver Metaboliten nachgewiesen werden [28]. Trotzdem lassen die bei Niereninsuffizienten schwankenden Verteilungsräume, das Absinken der Proteinbindung bei niedrigem Serumalbumin und die an sich sehr lange Halbwertszeit von Digitoxin den Vorteil dieser Medikation fraglich erscheinen [14]. Der Nachteil einer langen Digitoxinhalbwertszeit von 6–7 Tagen könnte allerdings auch einen Vorteil darstellen, wenn ältere Patienten einmal die verordnete tägliche Dosierung vergessen würden. Auch die Häufigkeit einer Glykosidintoxikation, die in älteren prospektiven Untersuchungen für Digoxin bei bis zu 20% [1, 4, 8, 22] und in neueren Untersuchungen deutlich niedriger liegt [22], wird bei Digitoxin in einer täglichen Erhaltungsdosis von 0,1 mg mit etwa 5% angegeben [38]. Bei einer täglichen Erhaltungsdosis von 0,08 mg Digitoxin trat in einem größeren Patientengut nur einmal eine Glykosidintoxikation auf [12]. Diese geringere Intoxikationsrate unter Digitoxin könnte möglicherweise durch eine schnellere Elimination des Digitoxins in höherem Alter begründet sein [7].

Zusammenfassend liegt das Hauptproblem bei der Verwendung mittelschnell abklingender Digitalisglykoside in der Nichterkennung der Niereninsuffizienz älterer Patienten, der Notwendigkeit zur Beachtung der Dosierungsregeln bei Niereninsuffizienz sowie Interferenzen bei Kombinationstherapie, wie sie neuerdings für Chinidin und Verapamil beschrieben wurden [6]. Auch sollte die Beobachtung erhöhter Digoxinkonzentrationen bei gleichzeitiger Verabreichung von Acetylsalicylsäure, Indomethazin und Ibuprofen zur Vorsicht mahnen [33]. Dagegen scheint die Verabreichung von Digitoxin bei Niereninsuffizienz wegen Nichtkumulation der Substanz im Körper weniger problematisch. Trotzdem besteht neben den bereits oben erwähnten Einschränkungen eine Interferenz während der Metabolisierung des Digitoxins bei gleichzeitiger Verabreichung mit anderen Medikamenten, wie Phenobarbital, Diphenylhydantoin, Phenylbutazon [37] und Rifampicin [29]; dabei kann Digitoxin einerseits schneller metabolisiert, andererseits in seinem Abbau gehemmt werden. Damit ist meines Erachtens der absolute Vorteil einer ausschließlichen Digitoxinmedikation noch nicht definitiv gegeben. Persönlich neige ich im Moment noch zur Verabreichung eines mittelschnell abklingenden Glykosids, vornehmlich des Digoxins. Dabei sollten die Beziehungen zwischen Sättigungs- und Erhaltungsdosis, das Alter des Patienten und die Dosierungsregeln bei Niereninsuffizienz Beachtung finden.

Therapie mit Digitalisglykosiden bei Kindern

Digitalisglykoside sind bei Kindern in der Therapie der Herzvitien wie offener Ductus arteriosus Botalli oder offener Ventrikelseptumdefekt sowie der Herzinsuffizienz und supraventrikulärer Tachyarrhythmien indiziert. Von den bereits erwähnten Digitalisglykosiden gehört Digoxin bei Kindern zu den am besten untersuchten, während Digitoxin oder andere Digitalisglykoside offensichtlich nicht in dem Maße verabreicht werden. Insbesondere Digitoxin mit seiner sehr langen Halbwertszeit dürfte bei Intoxikationen zu Problemen führen. Grundsätzlich sollte jedoch bei der Therapie mit Digoxin wie auch beim Erwachsenen die niedrigste Dosis verwendet werden, die noch einen ausreichenden pharmakodynamischen Effekt gewährleistet. Insgesamt aber müssen bei Kindern im Vergleich zu Erwachsenen höhere Dosen Digoxin pro kg Körpergewicht verabreicht werden [11, 16, 35]. Eine höhere Dosierung erweist sich deshalb als notwendig, um Serumkonzentrationen im therapeutischen Bereich der Erwachsenen zu erreichen, obwohl bisher nicht mit Sicherheit bekannt ist, ob pädiatrische Patienten die gleichen oder höhere Serumkonzentrationen benötigen, um einen identischen therapeutischen Effekt zu erreichen [40]. Die Ursache dieser unterschiedlichen Dosierungen bei Kindern und Erwachsenen dürfte auf ein resistenteres Myokard bei Kindern gegenüber der Wirkung von Digitalis zurückzuführen sein. Zusätzlich kommen noch pharmakokinetische Unterschiede als Gründe für die höhere Dosierung hinzu. So wurde bei Neugeborenen und Kindern ein höheres Verteilungsvolumen errechnet, was möglicherweise auf eine erhöhte Gewebsbindung des Digoxins in dieser jungen Altersgruppe zurückzuführen ist [25, 31]. Eine weitere Ursache für die Verwendung höherer Dosen bei Kindern liegt offenbar in einer höheren renalen Digoxinausscheidung [16], wobei allerdings Unterschiede zwischen Neugeborenen und Kleinkindern bestehen. Bei Neugeborenen unter einem Lebensmonat liegt die renale Clearance weitaus niedriger als bei Säuglingen zwischen 2 und 12 Monaten [23, 41], was bei den Dosierungsrichtlinien berücksichtigt werden muß.

Als Verabreichungsart werden bei Kindern die intravenöse, intramuskuläre oder orale Applikation vorgeschlagen. Bei der intravenösen Verabreichung, sofern diese als nötig erachtet wird, ist besondere Vorsicht geboten, da hierbei ein größeres

Tabelle 3. Dosierung bei Kindern

Frühgeborene	Initialdosis (mg/kg KG/Tag) 0,01-0,03	Erhaltungsdosis (mg/kg KG/Tag) 0,001-0,009
Neugeborene (< 1 Monat)	0,03	0,010
Säuglinge (1-12 Monate)	0,04-0,05	0,015-0,025
Kinder (1-10 Jahre)	0,03	0,012

Risiko möglicher Toxizität besteht [40]. Außerdem ist beobachtenswert, daß nach intramuskulärer Injektion durchaus eine inkomplette Absorption des Digoxins beobachtet wurde [10, 15, 23]. Somit sollte bei den meisten jüngeren Patienten die orale Verabreichung als Lösung oder Tablette die Applikation der Wahl darstellen. Vor allem können Digoxinlösungen ohne Bedenken verabreicht werden, da keine eindeutige Beeinflussung der oralen Resorption durch entsprechende Krankheitsbilder nachgewiesen werden konnte [40].

Bei der praktischen Dosierung sollten die Richtlinien nach Tabelle 3 verwendet werden, wobei zwischen Frühgeborenen, Neugeborenen unter 1 Monat, Säuglingen zwischen 1-12 Lebensmonaten und Kindern unterschieden wurde. Diese Dosisangaben beruhen auf den Berechnungen pharmakokinetischer Daten neuerer Studien bei Kindern [24] und liegen weitaus niedriger als früher in der Literatur angegeben [2, 17, 18, 19, 30, 36]. So wurden Initialdosen von 0,075 mg/kg KG in 24 h intramuskulär und oral empfohlen, während als Erhaltungsdosis 0,025 mg/kg KG täglich, verabreicht als einmalige Dosis, empfohlen wurde. Aufgrund der pharmakokinetischen Berechnungen liegt die Initialdosis mit 0,03-0,05 mg/kg KG je nach Verabreichung bei Neugeborenen oder Säuglingen weitaus niedriger. Auch die errechneten täglichen Erhaltungsdosen liegen mit 0,01 mg/kg KG bei Neugeborenen bzw. mit 0,015-0,025 mg/kg KG bei Säuglingen unter den oben erwähnten Werten. Mit diesen Dosen wird bei den entsprechenden Patienten eine Serumdigoxinkonzentration zwischen 1 und 2 ng/ml erreicht.

Selbstverständlich sollte in bestimmten klinischen Situationen die Dosierung dem pharmakodynamischen Effekt angepaßt werden. Trotzdem sollte noch einmal darauf hingewiesen werden, daß bei Früh- und Neugeborenen mit einer niedrigen renalen Elimination des Digoxins, bei Patienten mit geschädigter Nierenfunktion sowie bei Patienten unmittelbar nach einer Herzoperation ein höheres Risiko einer Digitalistoxizität besteht (siehe auch S. 85ff.). Als zusätzliche Information kann manchmal die Bestimmung der Serumdigoxinkonzentration auch bei Patienten mit sehr hohem Dosisverbrauch, bei Verdacht einer Unterdigitalisierung oder inadäquater Dosierung nützliche Hinweise vermitteln.

Literatur

1. Beller GA, Smith TW, Abelmann WH, Haber E, Hood WB (1971) Digitalis intoxication. A prospective clinical study with serum level correlations. N Engl J Med 284: 989–997
2. Berman W Jr, Dubynsky O, Whitman V, Friedman Z, Maisels MJ, Muselmann J (1978) Digoxin therapy in low-birth-weight infants with patent ductus arteriosus. J Pediatr 93: 652–655
3. Blankart R, Preisig R (1970) Pharmakokinetische Grundlagen der Digitalis-Dosierung: eine Studie an Probanden. Schweiz Med Wochenschr 100: 2163–2164
4. Chavaz A, Balant AL, Fabre J (1974) Digoxinémie et digitalisation. Schweiz Med Wochenschr 104: 65–74
5. Dobbs SM, Mawer GE, Rodgers EM, Woodcock, BG, Lucas SB (1976) Can digoxin dose requirements be predicted? Br J Clin Pharmacol 3: 231–237
6. Doering W (1979) Quinidine-digoxin interaction. N Engl J Med 301: 400–404
7. Donovan MA, Castleden CM, Pohl JEF, Kraft CA (1981) The effect of age on digitoxin pharmacokinetics. Br J Clin Pharmacol 11: 401–402
8. Flasch CI, Heinz N (1979) Klinische Untersuchungen mit Digoxin-Tabletten hoher Bioverfügbarkeit. Arzneimittelforsch 29: 961–964
9. Greenblatt DJ (1978) International patterns of clinical use and toxicity of digitalis glycosides: Report from the Boston Collaborative Drug Surveillance Program. In: Bodem G, Dengler HJ (eds) Cardiac glycosides. Springer, Berlin Heidelberg New York, pp 326–334
10. Greenblatt DJ, Duhme DW, Koch-Weser J, Smith TW (1973) Evaluation of digoxin bioavailability in single-dose studies. N Engl J Med 289: 651–654
11. Hayes CJ, Butler VP, Gersont WM (1973) Serum digoxin studies in infants and children. Pediatrics 52: 561–578
12. Heinz N, Woodcock B (1981) Digitoxin-Plasmakonzentration während oraler Behandlung. Arzneimittelforsch 31: 1471–1473
13. Hoechsen RJ, Cuddy TE (1975) Dose-response relation between therapeutic levels of serum digoxin and systolic time intervals. Am J Cardiol 35: 469–472
14. Kaufmann G (1975) Die klassischen Kenndaten der Herzglykoside im Licht neuerer Kenntnisse. In: Digitalistherapie. Springer, Berlin Heidelberg New York, S 85–95
15. Koch-Weser J (1975) The serum level approach to individualization of drug dosage. Eur J Clin Pharmacol 9: 1–8
16. Krasula R, Pellegrino PA, Hastreiter AR, Soyka LF (1972) Serum levels of digoxin in infants and children. Pediatrics 81: 566–569
17. Lang D, Bernuth G von (1977) Serum concentration and serum half-life of digoxin in premature and mature newborns. Pediatrics 59: 902–906
18. Lang D, Hofstetter R, Bernuth G von (1978) Plasma digoxin concentration in different age groups. Klin Wochenschr 56: 93–95
19. Lang D, Hofstetter R, Bernuth G von (1978) Digoxin intoxication in newborns. Correlation with digoxin plasma concentration. Monatsschr Kinderheilkd 126: 148–152
20. Larbig D (1973) Neues zur Digitalistherapie. Phys Med Rehabil 14: 203–218
21. Larbig D, Haasis R, Kochsiek K (1978) Die Glykosidkonzentration und ihre klinische Bedeutung. Boehringer, Mannheim (Forum Cardiol, Bd 15)
22. Lichey J, Schröder R, Rietbrock N (1977) Aktuelle Plasma-Digoxinkonzentration von Patienten bei Krankenhausaufnahme. Dtsch Med Wochenschr 102: 1056–1060
23. Morselli PL (1976) Clinical pharmacokinetics in neonates. Clin Pharmacokinet 1: 81–98
24. Nyberg L, Wettrell G (1980) Pharmacokinetics and dosage of digoxin in neonates and infants. Eur J Pharmacol 18: 69–74
25. Nyberg L, Andersson KE, Bertler A (1974) Bioavailability of digoxin from tablets II. Radioimmunoassay and disposition pharmacokinetics of digoxin after intravenous administration. Acta Pharm Succ 11: 459–470
26. Ohnhaus EE, Vozeh S, Nuesch E (1979) Absorption of digoxin in severe right heart failure. Eur J Clin Pharmacol 15: 115–120
27. Ohnhaus EE, Lenzinger HR, Galeazzi RL (1980) Comparison of two different loading doses of digoxin in severe renal impairment. Eur J Clin Pharmacol 18: 467–472
28. Peters U, Hausamen TU, Grosse-Brockhoff F (1974) Therapie mit Digitoxin unter Kontrolle des Serum-Digitoxinspiegels. Dtsch Med Wochenschr 99: 1701–1707

29. Peters U, Hausamen TU, Grosse-Brockhoff F (1978) Digitoxin disposition under rifampicin treatment. In: Bodem G, Dengler HJ (eds) Cardiac glycosides. Springer, Berlin Heidelberg New York, pp 401–409
30. Pinsky WW, Jacobsen JR, Gillette PC, Adams J, Monroe L, McNamara DG (1979) Dosage of digoxin in premature infants. J Pediatr 96: 639–642
31. Reuning RH, Sams RA, Notari RE (1973) Role of pharmacokinetics in drug dosage adjustment I. Pharmacologic effect kinetics and apparent volume of distribution of digoxin. J Clin Pharmacol 13: 127–141
32. Rietbrock N, Abshagen U (1973) Stoffwechsel und Pharmakokinetik der Lanataglykoside beim Menschen. Dtsch Med Wochenschr 3: 117–122
33. Rietbrock N, Alken RG (1980) Die Therapie der Herzinsuffizienz mit Digitalis. Dtsch Med Wochenschr 105: 1622–1628
34. Rietbrock N, Kuhlmann J (1977) Pharmakokinetische und klinische Aspekte der Glykosidtherapie bei Herzinsuffizienz. Med Klin 72: 435–449
35. Rogers MC, Willerson JT, Goldblatt A, Smith TW (1972) Serum digoxin concentrations in the human fetus, neonate and infant. N Engl J Med 287: 1010–1013
36. Sapin OS, Donoso E, Blumenthal S (1956) Digoxin dosage in infants. Pediatrics 18: 730–738
37. Solomon HM, Abrams WB (1972) Interactions between digitoxin and other drugs in man. Am Heart J 83: 277–280
38. Storstein O, Hansteen V, Hatle L, Hillestad L, Storstein L (1977) Studies on digitalis. XIII. A prospective study of 649 patients on maintenance treatment with digitoxin. Am Heart J 93: 434–443
39. Wagner JG (1974) Loading and maintenance doses of digoxin in patients with normal renal function and those with severely impaired renal function. J Clin Pharmacol 14: 329–338
40. Wettrell G, Andersson KE (1977) Clinical pharmacokinetics of digoxin in infants. Clin Pharmacokinet 2: 17–31
41. Wettrell G, Andersson KE, Bertler A, Lundstrom NR (1974) Concentrations of digoxin in plasma and urine in neonates, infants and children with heart disease. Acta Pediatr Scand 63: 705–710

Dosierung von Herzglykosiden bei Niereninsuffizienz

U. Peters

Grundlage der Therapie mit Digitalisglykosiden ist die Kenntnis der pharmakologischen Eigenschaften der Digitalisglykoside und der Digitaliswirkungen am Herzmuskel. Die Beurteilung in bezug auf den Erfolg, das Ausbleiben der gewünschten Wirkung oder das Auftreten von Nebenwirkungen erfolgt auch heute noch, trotz der Möglichkeit der quantitativen Bestimmung von Glykosidserumspiegeln, vorwiegend nach klinischen Kriterien [2, 17, 22, 23, 46]. Besondere Bedeutung hat die Digitalisierung bei der Niereninsuffizienz erlangt, da sie als Risikofaktor für eine Digitalisintoxikation erkannt wurde.

Bei der chronischen Niereninsuffizienz ist die Myokardinsuffizienz in den meisten Fällen Folge einer langjährigen Hypertonie oder einer koronaren Herzerkrankung. Die Behandlung mit Herzglykosiden ist daher häufig notwendig und in den meisten Fällen auch erfolgreich.

In bezug auf das therapeutische Vorgehen sollte hiervon die akute Myokardinsuffizienz aufgrund einer hypertonen Krise oder einer Hyperhydratation bei akutem Nierenversagen bzw. chronischer Nierenfunktionseinschränkung unterschieden werden. Bei solchen Zuständen läßt sich die Herzfunktion wesentlich effektiver durch Blutdrucksenkung mit Vasodilatatoren bzw. Hämofiltration bessern [22].

Erfahrungen über den Einfluß der chronischen Niereninsuffizienz auf die Kumulation und Verträglichkeit von Herzglykosiden stützten sich bis vor wenigen Jahren im wesentlichen auf klinische Beobachtungen [18]. Es war nur in wenigen Fällen möglich, den Anteil der Grundkrankheit des Herzens oder extrakardialer Faktoren bei der Niereninsuffizienz (Hyperkaliämie, Acidose, Hypokalzämie, Hypermagnesiämie) von den digitalisinduzierten Nebenwirkungen zu trennen. Erst nachdem Methoden entwickelt wurden, mit deren Hilfe die Eliminationskinetik der Digitalisglykoside meßbar wurde, ließ sich der Einfluß der Nierenfunktion auf die Kumulation der Digitalisglykoside quantitativ erfassen [6, 11–13, 19, 24, 25, 36, 39, 46, 47, 50, 51, 55, 61].

Die ersten Untersuchungen mit Radioisotopen waren insofern bahnbrechend, als sie die Unterschiede der einzelnen Digitalisglykoside und des Strophanthins im Kumulationsverhalten bei der chronischen Niereninsuffizienz aufklären halfen [6, 11–13, 29, 36, 68].

Die quantitative Glykosidspiegelbestimmung in Plasma und Gewebe hat bedeutende Kenntnisse gerade der pharmakokinetischen Parameter der Digitalisglykoside bei der chronischen Niereninsuffizienz vermittelt, die Eingang in die Therapieempfehlungen gefunden haben [5, 24, 34, 46, 51, 53, 61]. Zahlreiche prospektive Intoxikationsstudien zum Digoxin haben ergeben, daß die Nierenfunktionsstörung in etwa 70% der Fälle Ursache für die Intoxikation war (Übersicht [8]). Beim Digitoxin spielt dagegen die Nierenfunktionsstörung für das Auftreten einer Intoxikation offensichtlich keine bedeutende Rolle [5, 20, 21, 46, 51, 53, 63, 67]. Worauf die Unterschiede im Kumulationsverhalten beruhen, soll später eingehend dargelegt werden.

Beim Digoxin und seinen Derivaten β-Acetyl- und β-Methyldigoxin und Digitoxin variieren in einem einheitlichen nierengesunden und niereninsuffizienten Patientenkollektiv bei gleicher Dosierung die Serumspiegel erheblich (Variationskoeffizient = 20–60%) [3, 44, 45, 53]. Neuere Studien zur Varianzanalyse der Serumspiegel für das Digoxin [43] und das Digitoxin [66] zeigten, daß durch die Dosis, die Nierenfunktion und das Körpergewicht lediglich 20–30% der totalen Varianz erklärt werden. Serumdigitalisspiegel (C_{ss}) werden durch die Dosis (D), das Dosierungsintervall (τ), das fiktive Verteilungsvolumen (V_d) und die Eliminationshalbwertzeit ($t_{1/2}$) bestimmt, wobei zusätzlich die biologische Verfügbarkeit des Präparates berücksichtigt werden muß [45].

$$C_{ss} = K \times \frac{D \times t\frac{1}{2}}{V_{d \times \tau}}$$

Zur Charakterisierung von Serumdigitalisspiegeln wurden die Begriffe „therapeutischer“ und „toxischer“ Bereich in der Literatur eingeführt. Wenn man diesen Bereichen Serumdigitalisspiegel zuordnet, so ist davon auszugehen, daß sich sowohl toxischer und therapeutischer als auch therapeutischer und subtherapeutischer Bereich überlappen [3, 22, 41, 66]. Nach unseren Erfahrungen dürfte der toxische Bereich für das Digoxin ab 2,5 ng/ml und für das Digitoxin ab 35–40 ng/ml beginnen. Der therapeutische Bereich wird für das Digoxin und seine Derivate von 0,6–2,0 ng/ml und für das Digitoxin von 10–30 ng/ml angegeben [22, 45]. Bisher gibt es noch keine gesicherten Erkenntnisse darüber, ob dieser „therapeutische“ Bereich bei niereninsuffizienten Patienten höher anzusetzen ist als bei Patienten ohne eine Niereninsuffizienz [10, 16, 17, 25, 27, 39, 41, 45], wie es kürzlich gefordert wurde [30, 32, 58]. Bei hochgradig eingeschränkter Nierenfunktion bestehen bezüglich der Fragen z. B. der Vollwirkdosis oder therapeutischen Körpermenge an Digitalis und der Digitalistoleranz noch kontroverse Ansichten [17, 19, 22, 27, 30, 58, 69].

Therapieempfehlungen können sich nur an den mittleren Änderungen der kinetischen und herzdynamischen Parameter orientieren (Tabelle 1). Beim Patienten muß jedoch im Einzelfall berücksichtigt werden, daß kinetische Parameter des Herzglykosids wie Resorptionsquote, Eiweißbindung, Metabolismus, totale bzw. renale und metabolische Clearance und die dynamischen Parameter wie Kontraktilität und myokardiale Digitalistoleranz erheblichen individuellen Schwankungen unterworfen sind [23, 43, 53, 66]. Auch sind die besonderen Aspekte der Pharmako-

Tabelle 1. Pharmakologische Kenndaten der Digitalisglykoside

Herzglykoside	Absorptionsrate (%)	Eliminationsrate (%)	Eiweißbindung (%)	Therapeutische Körpermenge (mg)
Digoxin	60–80	20	20–30	0,6–1,2
β-Acetyldigoxin	70–80	20	20–30	0,6–1,2
β-Methyldigoxin	80–90	15–20	20–30	0,6–1,2
Digitoxin	90–100	9	93–97	0,6–1,2

kinetik der Digitalisglykoside bei den verschiedenen Formen der Niereninsuffizienz (akutes Nierenversagen mit Oligo-Anurie, chronische Niereninsuffizienz im Stadium der kompensierten Retention bzw. intermittierenden Dialyse-Hämodialyse-, chronische Peritonealdialyse, chronische Niereninsuffizienz mit Eiweißverlust bzw. nephrotisches Syndrom ohne wesentliche Einschränkung der Nierenfunktion) zu beachten.

Wahl des Herzglykosids

Für die Glykosidtherapie der Herzinsuffizienz bei gleichzeitiger Niereninsuffizienz stehen Digoxin, β-Acetyldigoxin, β-Methyldigoxin und das Digitoxin zur Verfügung. Die Frage, ob Digoxin bzw. seine Derivate oder Digitoxin bei der chronischen Niereninsuffizienz oder dem akuten Nierenversagen bevorzugt angewendet werden sollte, wird unterschiedlich beurteilt [8, 15, 21, 28, 30, 45, 53, 58]. Im wesentlichen wird es von den eigenen Erfahrungen abhängen, welchem Glykosid der Vorzug gegeben wird. Auf das Strophanthin sollte wegen der erheblichen Kumulationsgefahr bei Patienten mit einer Nierenfunktionseinschränkung gänzlich verzichtet werden. Als weiterer Nachteil des Strophanthins läßt sich anführen, daß eine Dauertherapie wegen der niedrigen biologischen Verfügbarkeit mit peroral applizierbaren Strophanthinpräparaten nicht durchführbar ist [22].

Nach unseren Erfahrungen [20, 21, 45] würden wir bei Patienten mit sich verschlechterndem Glomerulumfiltrat infolge progredienter Niereninsuffizienz (Stadium der kompensierten Retention) dem Digitoxin eindeutig den Vorzug gegenüber dem Digoxin bzw. seinen Derivaten geben, da eine Anpassung der Dosis an die Nierenfunktion nicht notwendig ist [28, 34, 46, 47, 53, 63]. In diesem Stadium der Nierenfunktionseinschränkung ist die Digitalisierung mit Digitoxin einfacher zu handhaben und auch die Gefährdung des Patienten in Zeiten, in denen er nicht in ärztlicher Überwachung steht, geringer. Im allgemeinen werden „therapeutische" Serumdigitoxinspiegel bei der gleichen Tagesdosis wie bei Patienten ohne Nierenfunktionsstörung gemessen [45, 46, 47, 51, 61]. Die Gefahr zu niedriger therapeutischer Digitoxinspiegel besteht nicht, wenn man von einzelnen Patienten mit nephrotischem Syndrom absieht [46]. Im Stadium der intermittierenden Dialyse geben wir den Digoxinen den Vorzug, obwohl sich auch bei dieser Patientengruppe kein klinisch relevanter Vor- oder Nachteil irgendeines Digitalisglykosids herausgestellt hat [15, 19].

Beim Digoxin und seinen Derivaten ist bei Patienten im Stadium der kompensierten Retention unbedingt eine Adaption der Dosierung an die Nierenfunktion notwendig, um toxische Nebenwirkungen zu vermeiden [10, 16, 17, 22, 25, 27, 32, 39, 41, 45, 69]. Inwieweit das Meproscillarin, ein halbsynthetisches Derivat von Proscillaridin, aufgrund einer verbesserten biologischen Verfügbarkeit (etwa 60–70%) und seiner relativ schnellen Elimination (HWZ 49,3 h), die von der Nierenfunktion unabhängig ist [4], eine Alternative zu den Digitalisglykosiden darstellt, müssen zukünftige klinische Studien zeigen [22].

Dosierung der Digitalisglykoside bei Niereninsuffizienz

Digoxin und seine Derivate β-Acetyldigoxin und β-Methyldigoxin

Digoxin und seine lipophilen Derivate β-Acetyldigoxin und β-Methyldigoxin werden im oberen Gastrointestinaltrakt je nach Galenik und Lipophilie zu 60–90% resorbiert [22, 53, 54] (Tabelle 1).

Beim β-Acetyldigoxin wird während der Resorptionsphase im Dünndarm der Acetylrest enzymatisch abgespalten, so daß im Körper nur Digoxin zur Wirkung kommt. Für Digoxinpräparate mit guter biologischer Verfügbarkeit (Löslichkeitsrate über 70% innerhalb 1 h) konnte nachgewiesen werden, daß die Resorptionsquote auch bei hochgradiger chronischer Niereninsuffizienz nicht vermindert ist [15, 22, 40].

Bei urämischen Zuständen mit ständigem Erbrechen oder Durchfällen sollte allerdings mit einer verminderten bzw. inkonstanten Resorption des Digoxins gerechnet werden.

Die Eiweißbindung der Digoxine erfolgt im Plasma an das Albumin und beträgt normalerweise 20–30% [31] (Tabelle 1).

Bei Patienten mit chronischer Niereninsuffizienz oder Eiweißverlustsyndromen ist die Eiweißbindung geringgradig erniedrigt [31]. Nach neueren Untersuchungen lag sie bei niereninsuffizienten Patienten bei 18% im Vergleich zu 25% bei gesunden Probanden [33]. Der eiweißungebundene Anteil, der der pharmakologisch wirksamen Fraktion entspricht, macht 70–80% der Gesamtkonzentration im Plasma aus. Daher werden sich Änderungen der Eiweißbindung bei den Digoxinen nur geringfügig auf die kinetischen und dynamischen Parameter auswirken [30].

Digoxin und die lipophileren Derivate β-Acetyldigoxin und β-Methyldigoxin werden zu 70–80% über die Nieren ausgeschieden [3, 22, 33, 39, 41, 54]. Der extrarenal eliminierte Anteil wird für die Digoxine mit 18–27% angegeben, der entsprechende Wert für das Digitoxin beträgt im Mittel 37% [54].

Bei normaler Nierenfunktion werden etwa ⅔ der renal eliminierten Digoxinmenge glomerulär filtriert und etwa ⅓ tubulär sezerniert [60]. Zahlreiche Autoren fanden eine enge Korrelation zwischen dem Glomerulumfiltrat (Inulinclearance) bzw. der endogenen Kreatininclearance und der Serumdigoxinkonzentration bzw. renalen Digoxinclearance [6, 16, 24, 25, 27, 39, 41, 48, 56]. Zwischen der endogenen Kreatininclearance und der renalen Digoxinclearance besteht über einen weiten Bereich eine lineare Beziehung [6, 16, 25, 41]. Bei Verminderung der endogenen Kreatininclearance bis zu etwa 50 ml/min (entsprechend einer Einschränkung der Nierenfunktion auf 50%), aber noch normalem Serumkreatinin (sog. kreatininblinder Bereich), ist die renale Elimination der Digoxine bereits so herabgesetzt, daß eine toxische Kumulation stattfindet [24, 27, 41]. Dies hat sich als ein wesentlicher Faktor für die hohe Intoxikationsquote (bis zu 20%) insbesondere bei alten Patienten mit ihrer relativ diskreten, altersbedingten Abnahme der Nierenfunktion herausgestellt [5, 8, 22, 24].

Die Digoxine werden in der Leber und im Gastrointestinaltrakt metabolisiert. Der metabolische Abbau geht über die enzymatische Abspaltung von Digitoxosen bis zum Aglykon, dem Genin, und über die Konjugationsreaktion zu wasserlöslichen Metaboliten [36]. Die Dihydrierungsreaktion zu kardioinaktiven Metaboliten

Tabelle 2. Serumhalbwertszeit von Digoxin bei Patienten mit chronischer Niereninsuffizienz

Nierenfunktion	$t_{½β}$ (h)	Autoren
Chronische Niereninsuffizienz	111,1 (56,3–183)	Ohnhaus et al. (1974)
Chronische Niereninsuffizienz	83,3 (48,3–147)	Doherty et al. (1975)
Terminale Niereninsuffizienz (Dialysestadium)	88,8 (56,7–157,6)	van d. Vijgh und Oe (1977)

Tabelle 3. Serumhalbwertszeit von Digitoxin bei Patienten mit chronischer Niereninsuffizienz und Patienten mit normaler Nierenfunktion

Methode	Terminale Niereninsuffizienz $t_{½}$ $β$ (Tage)[a]	Kontrollgruppe $t_{½}$ $β$ (Tage)[a]	p	Autoren
^{86}Rb	5,2 ± 2,1	6,1 ± 1,7	NS	Rasmussen et al. (1972)
^{86}Rb	3,9 ± 0,9	8,2 ± 2,6	$< 0,01$	Storstein (1973)
RIA	5,7 ± 0,9	7,6 ± 1,6	$< 0,05$	Peters et al. (1977)
^{3}H-Digitoxin	8,0 ± 2,6	6,8 ± 1,2	NS	Vöhringer et al. (1976)

[a] Mittelwert ± Standardabweichung

findet hauptsächlich im Dickdarm unter dem Einfluß von Darmbakterien statt. Die chronische Niereninsuffizienz hat allerdings keinen Einfluß auf das Ausmaß der Dihydrierungsreaktion [48], wohl aber auf die Höhe des Anteils der wasserlöslichen Digoxinmetaboliten, die hierbei vermehrt über die Galle und den Stuhl ausgeschieden werden [36]. Die Steigerung der extrarenalen Digoxinclearance reicht aber nicht aus, um eine toxische Kumulation des Digoxins bei der chronischen Niereninsuffizienz zu verhindern [36, 39, 41]. Das $β$-Methyldigoxin wird in der Leber teilweise zu Digoxin demethyliert. Digoxin ist der Hauptmetabolit, der im Plasma etwa 10% und im Urin etwa 40% ausmacht.

Als Folge der Kumulation bei chronischer Niereninsuffizienz findet sich bei den Digoxinen eine von normalerweise 35–54 h (Übersicht [20]) auf das 2- bis 3fache verlängerte Eliminationshalbwertszeit [1, 11–13, 39, 64, 65] (Tabelle 2), die derjenigen von Digitoxin bei chronischer Niereninsuffizienz nahekommt [47, 50, 51, 61] (Tabelle 3).

Entsprechend werden auch die Serumdigoxinspiegel signifikant höher gemessen als bei Patienten mit normaler Nierenfunktion [5, 22–24, 32, 41]. Das fiktive Verteilungsvolumen von Digoxin beträgt bei Patienten mit normaler Nierenfunktion 5–12 l/kg KG [52], im Mittel 555 l, bei Patienten mit kompensierter Niereninsuffizienz im Mittel 350 l und bei Patienten mit intermittierender Hämodialyse 378 l [6, 16, 17, 33, 52, 64, 65]. Im Blut findet sich weniger als 1% des Körperpools an Digoxin, so daß durch extrakorporale Eliminationsverfahren (Hämodialyse, Hämofiltration, Hämoperfusion, chronische Peritonealdialyse) nur 1–4% des Körperbestandes an Digoxin eliminiert werden [1, 20, 57]. Der limitierende Faktor für eine ins Gewicht fallende Elimination durch die Dialyseverfahren ist die verzögerte Rückdiffusion des Digoxins aus den Gewebekompartimenten [65]. Bei Dialysepatienten braucht daher die zusätzlich eliminierte Digoxinmenge nicht substituiert zu werden [1, 57].

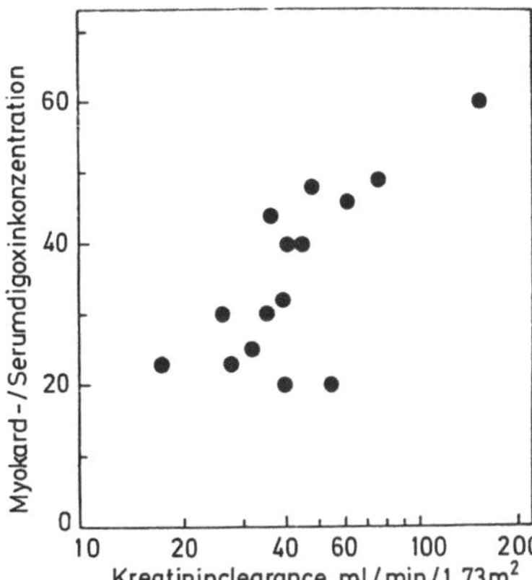

Abb. 1. Beziehung zwischen dem Quotienten aus Myokard- und Serumdigoxinkonzentration und der endogenen Kreatininclearance bei 15 Patienten. (Nach Jusko u. Weintraub [26])

Die Ursache für das im Stadium der hochgradigen Niereninsuffizienz um etwa ein Drittel verminderte fiktive Verteilungsvolumen von Digoxin ist nicht völlig bekannt [16, 52, 69]. Einzelne Faktoren wie verminderte Gewebebindung der Digoxine, verminderte Körpermuskelmasse, verminderte Zellmasse der Erythrozyten, Hyperkaliämie und verminderte Eiweißkonzentration im Serum werden diskutiert [17].

Bei Patienten mit chronischer Niereninsuffizienz besteht wie bei anderen Patientengruppen eine lineare Beziehung zwischen der Digoxindosis und der Glykosidkonzentration im Plasma bzw. dem Körperbestand des Glykosids [9, 41, 45, 48]. Dies hat für die Dosierung insofern Bedeutung, als eine Dosierungsänderung auch eine entsprechende Änderung des Glykosidspiegels bzw. Körperbestandes nach sich zieht. Bei einzelnen Patienten mit chronischer Niereninsuffizienz wurde eine vermehrte Digitalistoleranz beschrieben [32, 49]. Es handelte sich hierbei um Patienten im präurämischen Stadium. Das geringere Ausmaß der kardialen Wirkung beruht wahrscheinlich auf einer geringeren Glykosidaffinität des spezifischen Digitalisrezeptors (Na^+-K^+-Membran-ATPase) bei der Urämie [17]. Bisher ist noch nicht geklärt, ob es sich hierbei um eine primär kardiale Empfindlichkeitsänderung aufgrund der Urämie und ihren myokardialen Stoffwechselveränderungen und/ oder um eine Auswirkung extrakardialer Störungen (Hyperkaliämie, Hypermagnesiämie, Acidose, Hypokalzämie) handelt [17, 32, 45, 49]. Durch Bindungsstudien mit tritiummarkiertem Ouabain an kardiale Na^+-K^+-Membran-ATPase ist belegt, daß eine Hyperkaliämie zu einer Empfindlichkeitsminderung des Myokards gegenüber Herzglykosiden führt [14, 38]. Ferner wurde bei der akuten Hyperkaliämie eine Verminderung der Aufnahme von Digoxin in die Myokardzelle gefunden [37].

In Zusammenhang mit der Frage des Verteilungsraumes für die Digoxine bei der chronischen Niereninsuffizienz ist die Beobachtung von besonderer Bedeutung, daß zwischen der Nierenfunktion bzw. der endogenen Kreatininclearance und dem Quotienten aus der Digoxinkonzentration im Myokard und Serum offensichtlich eine enge Korrelation besteht [26] (Abb. 1). Diese nachweisbare Umverteilung zugunsten des Serums ist rückläufig, wenn sich die Nierenfunktion normalisiert [3].

Bei der erhöhten Digitalistoleranz werden noch weitere Faktoren, sog. Urämietoxine, als Ursache diskutiert [17, 32, 45, 49]. Für eine therapeutische Konsequenz aus diesen Befunden in bezug auf die Dosierung liegen aber noch zu wenig Daten vor [22].

Die von verschiedenen Autoren angegebenen Dosierungsnomogramme für Digoxin und seine Derivate beruhen auf der grundlegenden Tatsache, daß zwischen der globalen Eliminationskonstanten von Digoxin und der Nierenfunktionseinschränkung (Inulin- bzw. endogene Kreatininclearance) eine lineare Beziehung besteht [10, 16, 17, 25, 39, 55].

So ist es möglich, eine an die Nierenfunktion angepaßte Dosierung anzugeben. Die Göttinger Arbeitsgruppe [32, 58] bezieht in ihre Dosierungsangaben die Annahme einer erhöhten Digitalistoleranz mit ein.

Das von Ohnhaus et al. [39] angegebene Dosierungsnomogramm für Digoxin, dem als globale Eliminationskonstanten bei Patienten mit einer Anurie oder normalen Nierenfunktion 0,144 bzw. 0,456 Tag^{-1} zugrunde liegen, hat sich für die Digoxindosierung als brauchbar erwiesen [55]. Mit dem von Gault et al. [16, 17] angegebenen Nomogramm konnten über einen weiten Bereich der Nierenfunktionseinschränkung (endogene Kreatininclearance: 100 ml/min bis 5 ml/min) „therapeutische“ Serumdigoxinspiegel zwischen 1 und 2 ng/ml gemessen werden. Die von der Göttinger Arbeitsgruppe [30, 58] aufgestellten Dosierungsrichtlinien sowohl für die Digoxine wie auch für das Digitoxin fallen bei Patienten mit hochgradig eingeschränkter Nierenfunktion – wie die tägliche Praxis lehrt – zu hoch aus. Sie stehen im Gegensatz zu den von zahlreichen Autoren angegebenen Dosierungsempfehlungen [8, 10, 17, 22, 25, 27, 39, 41, 50, 51, 53, 63, 69].

Für den täglichen Gebrauch sind Dosierungsnomogramme wenig praktikabel [22, 45]. So stößt die Bestimmung der endogenen Kreatininclearance auf methodische Schwierigkeiten. Zur Vereinfachung kann die endogene Kreatininclearance nach der von Cockcroft u. Gault [7 a] angegebenen Formel aus der einfacher zu bestimmenden Serumkreatininkonzentration errechnet werden [45]:

Tabelle 4. Dosierung von Digoxin und seinen Derivaten in Abhängigheit vom Grad der Nierenfunktionsstörung

	Vollwirkdosis (mg)		Erhaltungsdosis (mg/Tag)	
	Intravenös	Oral	Intravenös	Oral
$^{Cl}Kr^{a}$ = 100 ml/min	0,6–1,2	1,0–2,0 +0,8–1,5 ++0,7–1,3	0,2–0,3 +0,2–0,3 ++0,2–0,3	0,375–0,5 +0,3 –0,4 ++0,2 –0,3
$^{Cl}Kr^{a}$ = 50 ml/min	0,6–1,2	1,0–2,0 +0,8–1,5 ++0,7–1,3	0,1–0,15 +0,1–0,15 ++0,1–0,15	0,2 –0,25 +0,15–0,2 ++0,1 –0,15
$^{Cl}Kr^{a}$ < 20 ml/min	0,6–1,0	1,0 –1,7 +0,75–1,3 ++0,7 –1,1	0,075–0,1 +0,075–0,1 ++0,075–0,1	0,125–0,17 +0,1 –0,15 ++0,075–0,1

[a] Cl_{Kr} = Kreatininclearance

Zugrundegelegte Absorptionsquoten: Digoxin 60%
+β-Acetyldigoxin 80%
++β-Methyldigoxin 90%

$$Cl_{Kr} = \frac{(140 - \text{Alter}) \times \text{Gewicht (kg)}}{72 \times \text{Serumkreatinin (mg/100 ml)}}$$

Seit einigen Jahren verfahren wir [20, 22, 45] bei der Dosierung der Digoxine folgendermaßen: Bei einer Einschränkung der endogenen Kreatininclearance um 50% wird die Erhaltungsdosis von Digoxin bzw. β-Acetyl- und β-Methyldigoxin auf 50% reduziert (Tabelle 4). Bei einer Einschränkung der endogenen Kreatininclearance unter 20 ml/min, entsprechend einer Serumkreatininkonzentration von etwa 4 mg/100 ml, sollte die Erhaltungsdosis auf ein Drittel vermindert werden. Hier sollte dann auch die Vollwirkdosis bzw. die therapeutische Körpermenge (Tabelle 1) für die Digoxine von normalerweise 0,6–1,2 mg auf 0,6–1,0 mg gesenkt werden, da der fiktive Verteilungsraum entsprechend verkleinert ist [17, 52, 69].

Für eine solche, an die Nierenfunktion adaptierte Digoxintherapie, stehen Tabletten mit ausreichend unterschiedlichem Gehalt an Digoxin bzw. β-Acetyldigoxin und β-Methyldigoxin zur Verfügung, so daß eine individuelle Dosierung möglich ist.

Beim akuten Nierenversagen mit Oligo-Anurie sollten die Vollwirkdosen und Erhaltungsdosen wie bei der hochgradigen Niereninsuffizienz gewählt werden.

Gerade bei diesem Krankheitszustand empfiehlt es sich, besonders behutsam zu digitalisieren, da Schwankungen des Elektrolyt-, Wasser- und Säure-Basenhaushalts die individuelle Digitalistoleranz ändern können.

Digitoxin

Das lipophile Digitoxin wird zu 90–100% im oberen Gastrointestinaltrakt resorbiert. Resorptionsrate und Resorptionsgeschwindigkeit werden durch die chronische Niereninsuffizienz nicht beeinflußt [15, 47]. Das häufig zur Verhinderung eines sekundären Hyperparathyreoidismus bzw. einer renalen Osteopathie eingesetzte kolloidale Aluminiumhydroxid hat keinen Einfluß auf die Resorptionsrate des Digitoxins [47]. Bei der chronischen Niereninsuffizienz liegen die Digitoxinkonzentrationen im Serum teilweise niedriger als bei Patienten mit normaler Nierenfunktion [46, 47, 51, 53, 61]. Die Eiweißbindung, die normalerweise je nach Methode 93–97% beträgt [22, 31, 34, 47, 59, 61], ist bei der chronischen Niereninsuffizienz geringfügig erniedrigt [47, 59].

Kompensationsmechanismen wie die Steigerung des Metabolismus und der extrarenalen Elimination verhindern, daß es zu einer toxischen Kumulation des eiweißungebundenen Digitoxins kommt [34, 47, 61, 67, 68]. Der metabolische Abbau von Digitoxin erfolgt über die enzymatische Hydrolyse und Konjugationsreaktion zu wasserlöslichen Metaboliten. Diese fallen bei der chronischen Niereninsuffizienz vermehrt an [47, 61, 68]. Dagegen spielt die 12-β-Hydroxylierung zu Digoxin – wie früher angenommen [61] – keine bedeutende Rolle [47, 67]. Die Frage der Dihydrierung des Laktonringes [7] muß vorerst offen bleiben.

Die wasserlöslichen Metaboliten des Digitoxins machen im Plasma und Urin im Mittel etwa 20–30% aus [47, 68].

Ebenso wie die Digoxine wird das Digitoxin vorwiegend (60–70%) renal ausgeschieden [42, 45, 67]. Die Serumeliminationshalbwertszeit ist aber bei der chronischen Niereninsuffizienz eher verkürzt [47, 61], obwohl die renale Elimination von Digitoxin und seinen Metaboliten vermindert ist [47, 61, 67]. Offensichtlich besteht bei der chronischen Niereninsuffizienz ein kompensatorischer, alternativer extrarenaler Exkretionsweg einmal über die Galle, dann aber auch über eine Sekretion in den Gastrointestinaltrakt [53, 54, 67, 68].

Das fiktive Verteilungsvolumen von Digitoxin liegt im Mittel bei 0,6 l/kg KG [53] und ist damit aufgrund der hohen Eiweißbindung etwa 10–15fach kleiner als für die Digoxine. Nach bisherigen Untersuchungen hat die chronische Niereninsuffizienz auf das Verteilungsvolumen keinen wesentlichen Einfluß, wenn man von der Patientengruppe mit nephrotischem Syndrom absieht [44, 49, 54]. Im Plasma befinden sich normalerweise 6–7% des gesamten Körperbestandes an Digitoxin und bei der chronischen Niereninsuffizienz etwa 8–9% [45].

Mit einer 5stündigen Hämodialyse lassen sich lediglich 0,6% des Körperpools entfernen. Eine Substitution der Digitoxinverluste ist ebenso wie bei den anderen Dialyseverfahren (Hämofiltration, chronische Bauchdialyse) nicht notwendig [20–22, 45]. Bei Patienten mit nephrotischem Syndrom ist die Eiweißbindung von Digitoxin aufgrund des niedrigen Albumingehaltes im Plasma deutlich vermindert und die Serumdigitoxinkonzentrationen sind gegenüber allen sonstigen Patientengruppen mit chronischer Niereninsuffizienz um etwa die Hälfte erniedrigt [44, 47]. Die pharmakologisch wirksame, freie Digitoxinkonzentration im Plasma liegt jedoch im „therapeutischen" Bereich [21]. Hierdurch ergibt sich für diese Patientengruppe kein vermehrtes therapeutisches Risiko [47]. Bei Dialysepatienten wurde während der Hämodialyse eine durch Heparin vorübergehend induzierte Verminderung der Eiweißbindung von Digitoxin beschrieben [62]. Sie wird auf die Freisetzung von freien Fettsäuren durch das Heparin zurückgeführt [62]. Nach unseren Erfahrungen hat dieser Befund keine wesentliche klinische Bedeutung erlangt, so daß sich hieraus auch keine Dosierungsänderung für das Digitoxin ergibt [19, 21, 47].

Die Therapie mit Digitoxin gestaltet sich bei der chronischen Niereninsuffizienz wesentlich einfacher als mit den Digoxinen, da eine Dosierungsanpassung an die Nierenfunktion nicht erforderlich ist. Das für das Digitoxin aufgestellte Dosierungsnomogramm [10], das ähnlich wie beim Digoxin von einer verminderten globalen Elimination bei eingeschränkter Nierenfunktion ausgeht, ist daher aufgrund neuerer Ergebnisse überholt. Für das Digitoxin erweist sich die Nierenfunktionsstörung nicht als Risikofaktor für eine Digitalisintoxikation [5, 63]. Die von der Göttinger Arbeitsgruppe [30] gegen das Digitoxin vorgebrachten Bedenken einer schlechteren Steuerbarkeit sind mehr theoretischer Art. Sie lassen sich nicht mit unseren und den von anderen Arbeitsgruppen gemachten günstigen Erfahrungen mit Digitoxin in Einklang bringen [19, 20–22, 28, 34, 53, 63]. Auch der Einwand, daß die bei der Urämie gemessene Änderung der Eiweißbindung zu einer toxischen Erhöhung der eiweißungebundenen Digitoxinfraktion führt [30], hat der quantitativen Messung dieser Digitoxinkonzentration nicht standgehalten [21, 47].

Die Dosis zur Erzielung einer vollwirksamen Inotropie (sog. therapeutische Körpermenge) von Digitoxin beträgt bei Patienten mit chronischer Niereninsuffizienz ebenso wie bei Patienten mit normaler Nierenfunktion 0,6–1,2 mg. Diese sog. Vollwirkdosis sollte auf 2 oder 3 Tage verteilt werden. Da die biologische Verfügbarkeit von Digitoxintabletten oder -dragees der intravenösen Applikationsform äquivalent ist [53], unterscheiden sich perorale und intravenöse Vollwirkdosis nicht.

Als Erhaltungsdosis hat sich 0,1 mg Digitoxin/Tag bewährt [22, 46, 53]. Die niedrige Erhaltungsdosis von 0,07 mg/Tag wird nur für wenige Einzelfälle in Betracht kommen. Andererseits ist aber eine Erhaltungsdosis von 0,15 mg Digitoxin/Tag, wie sie kürzlich empfohlen wurde [30, 32, 58], wegen der Intoxikationsgefahr zu hoch gewählt [22, 47, 53].

Für die einzelnen Formen der Niereninsuffizienz, die sich in der Pharmakokinetik des Digitoxins [21] geringfügig unterscheiden, brauchen keine unterschiedlichen Dosierungsempfehlungen gegeben zu werden. Dies gilt auch für Patienten, die mit intermittierenden Dialyseverfahren wie Hämodialyse, Hämofiltration oder chronischer Bauchdialyse (CAPD-chronic ambulatory peritoneal dialysis) behandelt werden.

Literatur

1. Ackerman GL, Doherty JE, Flanigan WJ (1967) Peritoneal dialysis and hemodialysis of tritiated digoxin. Ann Intern Med 67: 718–723
2. Arnim T von, Krawietz W, Vogt W, Erdmann E (1980) Is the determination of serum digoxin concentration useful for the diagnosis of digitalis toxicity? Int J Clin Pharmacol Ther Toxicol 18: 261–268
3. Aronson JK (1980) Clinical pharmacokinetics of digoxin 1980. Clin Pharmacokinet 5: 137–149
4. Beckmann H, Belz GG, Quellhorst E (1978) Die Eliminationsgeschwindigkeit von Meproscillarin nach wiederholter Applikation bei Patienten mit eingeschränkter Nierenfunktion. Arzneimittelforsch 28/1: 3a, 565–567
5. Beller GA, Smith TW, Abelman WH, Haber E, Hood WB Jr (1971) Digitalis intoxication: A prospective clinical study with serum level correlations. N Engl J Med 284: 989–997
6. Bloom PM, Nelp WB (1966) Relationship of the excretion of tritiated digoxin to renal function. Am J Med Sci 43: 133–154
7. Bodem G, Unruh E von (1978) Dihydrodigitoxin, a metabolite of digitoxin in humans. In: Bodem G, Dengler HJ (eds) Cardiac glycosides. Springer, Berlin Heidelberg New York, pp 74–83

7a. Cockcroft DW, Gault MH (1976) Prediction of creatinine clearance from serum creatinine. Nephron 16: 31–41

8. Demers HG (1977) Digitalisbehandlung bei eingeschränkter Nierenfunktion. Nieren Hochdruckkrankh 1: 21–25
9. Dengler HJ, Bodem G, Gilfrich HJ (1978) Digoxin pharmacokinetics and their relation to clinical dosage parameters. In: Bodem G, Dengler HJ (eds) Cardiac glycosides. Springer, Berlin Heidelberg New York, pp 211–223
10. Dettli L (1976) Arzneimitteldosierung bei Niereninsuffizienz. In: Kümmerle HP, Garrett ER, Spitzy KH (Hrsg) Klinische Pharmakologie und Pharmakotherapie. Urban & Schwarzenberg, München Wien Berlin, S 87–99
11. Doherty JE, Perkins WH, Wilson MC (1964) Studies with tritiated digoxin in renal failure. Am J Med 37: 536–544
12. Doherty JE, Flanigan WJ, Perkins WH, Ackerman GL (1967) Studies with tritiated digoxin in anephric human subjects. Circulation 35: 298–303
13. Doherty JE, Bissett JK, Kane JJ, de Soyza N, Murphy ML, Flanigan WJ, Dalrymple GV (1975) Tritiated digoxin: Studies in renal disease in human subjects. Int J Clin Pharmacol 12: 89–95
14. Erdmann E, Schoner W (1973) Ouabain-receptor interactions in (Na^+-K^+)-ATPase preparations. II. Effect of cations and nucleotides on rate constants and dissociations constants. Biochim Biophys Acta 330: 302–315
15. Finkelstein FO, Goffinet JA, Hendler ED, Lindenbaum J (1975) Pharmacokinetics of digoxin and digitoxin in patients undergoing hemodialysis. Am J Med 58: 525–531
16. Gault MH, Jeffrey JR, Chirito E, Ward LL (1976) Studies of digoxin dosage, kinetics and serum concentrations in renal failure and review of the literature. Nephron 17: 161–187
17. Gault MH, Churchill DN, Kalra J (1980) Loading dose of digoxin in renal failure. Br J Clin Pharmacol 9: 593–597

18. Gillmann H, Grosse-Brockhoff F (1963) Die Therapie mit Herzglykosiden. Dtsch Med Wochenschr 88: 1–10
19. Grabensee B, Peters U, Risler T, Grosse-Brockhoff F (1978) Digitoxin and digoxin in patients with chronic renal failure and on hemodialysis. In: Bodem G, Dengler HJ (eds) Cardiac glycosides. Springer, Berlin Heidelberg New York, pp 317–323
20. Grabensee B, Peters U, Risler T (1981) Digitalisglykoside und Niereninsuffizienz. Internist (Berlin) 22: 622–628
21. Grosse-Brockhoff F, Peters U (1979) Digitoxin bei chronischer Niereninsuffizienz. In: Greeff K, Rietbrock N (Hrsg) Digitoxin als Alternative in der Therapie der Herzinsuffizienz. Schattauer, Stuttgart New York, S 177–190
22. Grosse-Brockhoff F, Peters U (1981) Clinical indications and choice of glycosides, clinical conditions influencing glycoside effects. In: Greeff K (ed) Cardiac glycosides. Springer, Berlin Heidelberg New York (Handbook of Experimental Pharmacology, vol 56/II, pp 239–274)
23. Hausamen TU, Peters U (1976) Kontrollmöglichkeiten der Digitalistherapie in Praxis und Klinik. Therapiewoche 26: 4777–4786
24. Grosse-Brockhoff F, Hengels KJ, Fritsch WP, Grabensee B, Hausamen TU (1973) Serumdigoxin und Nierenfunktion. Dtsch Med Wochenschr 98: 1547–1551
25. Jelliffe RW, Brooker G (1974) A nomogram for digoxin therapy. Am J Med 57: 63–68
26. Jusko WJ, Weintraub M (1974) Myocardial distribution of digoxin and renal function. Clin Pharmacol Ther 16: 449–454
27. Jusko WJ, Szefler SJ, Godfarb AL (1974) Pharmacokinetic design of digoxin dosage regimens in relation to renal function. J Clin Pharmacol 14: 525–535
28. Keller F, Molzahn M, Ingerowski R (1980) Digoxin dosage in renal insufficiency: Impracticality of basing it on the creatinine clearance, body weight and volume of distribution. Eur J Clin Pharmacol 18: 433–441
29. Kramer P, Scheler F (1972) Renale Eliminationskinetik verschiedener Herzglykoside. Dtsch Med Wochenschr 97: 1485–1490
30. Kramer P, Scheler F (1980) Digitalis und Urämie. Dtsch Med Wochenschr 105: 848–850
31. Kramer P, Köthe E, Saul J, Scheler F (1974) Uraemic and normal plasma protein binding of various cardiac glycosides under „in vivo“ conditions. Eur J Clin Invest 4: 53–58
32. Kramer P, Stroh E, Mathei D, Teiwes F, Scheler F (1978) Increased digitalis tolerance in uraemic patients. In: Bodem G, Dengler HJ (eds) Cardiac glycosides. Springer, Berlin Heidelberg New York, pp 304–313
33. Koup JR, Jusko WJ, Elwood CM, Kohli RK (1975) Digoxin pharmacokinetics. Role of renal failure in dosage regimen design. Clin Pharmacol Ther 18: 9–21
34. Lukas DS, Peterson RE (1966) Double isotope dilution derivative assay of digitoxin in plasma, urine and stool of patients maintained on the drug. J Clin Invest 45: 782–795
35. Marcus FI, Burkhalter L, Cuccia C, Pavlovich J, Kapadia GG (1966) Administration of tritiated digoxin with and without a loading dose. A metabolic study. Circulation 34: 865–874
36. Marcus FI, Peterson A, Salel A, Scully J, Kapadia GG (1966) The metabolism of tritiated digoxin in renal insufficiency in dog and man. J Pharmacol Exp Ther 152: 372–382
37. Marcus FI, Kapadia GG, Goldsmith C (1969) Alteration of the body distribution of tritiated digoxin by acute hyperkalemia in the dog. J Pharmacol Exp Ther 165: 136–148
38. Matsui H, Schwartz A (1966) Kinetic analysis of ouabain, K^+ and Na^+ interaction on the Na^+, K^+-dependent adenosine triphosphatase from cardiac tissue. Biochem Biophys Res Commun 25: 147–152
39. Ohnhaus EE, Spring P, Dettli L (1974) Eliminationskinetik und Dosierung von Digoxin bei Patienten mit Niereninsuffizienz. Dtsch Med Wochenschr 99: 1797–1803
40. Ohnhaus EE, Vozeh S, Nüesch E (1979) Absolute bioavailability of digoxin in chronic renal failure. Clin Nephrol 11/6: 302–306
41. Okada RD, Hager WD, Graves PE, Mayersohn M, Perrier DG, Marcus FI (1978) Relationship between plasma concentration and dose of digoxin in patients with and without renal impairment. Circulation 58/6: 1196–1203
42. Okita GT, Kelsey FE, Talso PJ, Smith LB, Geiling EMK (1953) Studies on the renal excretion of radioactive digitoxin in human subjects with cardiac failure. Circulation 7: 161–168
43. Peck CC, Sheiner LB, Martin CM, Combs DT, Melmon KL (1973) Computer-assisted digoxin therapy. N Engl J Med 289: 441–446

44. Perrier D, Mayersohn M, Marcus FI (1977) Clinical pharmacokinetics of digitoxin. Clin Pharmacokinet 2: 292–311
45. Peters U (1980) Klinische und pharmakologische Grundlagen für eine kontrollierte Digitalistherapie. Z Kardiol 69: 247–261
46. Peters U, Hausamen TU, Grosse-Brockhoff F (1974) Therapie mit Digitoxin unter Kontrolle des Serum-Digitoxinspiegels. Dtsch Med Wochenschr 99: 1701–1707
47. Peters U, Grabensee B, Hausamen TU, Grosse-Brockhoff F (1977) Pharmakokinetik von Digitoxin bei chronischer Niereninsuffizienz. Dtsch Med Wochenschr 102: 109–115
48. Peters U, Falk L, Kalman SM (1978) Digoxin metabolism in patients. Arch Intern Med 138: 1074–1076
49. Peters U, Kenedi P, Grabensee B, Fritsch WP (1978) Korrelationsstudie zwischen Serumdigitoxinspiegel und herzdynamischer Wirkung bei Patienten mit chronischer Niereninsuffizienz. Z Kardiol [Suppl] 5: 18
50. Rasmussen K, Jervell J, Storstein O (1971) Clinical use of bioassay of serum digitoxin activity. Eur J Pharmacol 3: 236–252
51. Rasmussen K, Jervell J, Storstein L, Gjerdrum K (1972) Digitoxin kinetics in patients with impaired renal function. Clin Pharmacol Ther 13: 6–14
52. Reuning RH, Sams RA, Notari RE (1973) Role of pharmacokinetics in drug dosage adjustment. I. Pharmacologic effect, kinetics and apparent volume of distribution of digoxin. J Clin Pharmacol 13: 127–141
53. Rietbrock N, Alken RG (1980) Die Therapie der Herzinsuffizienz mit Digitalis. Dtsch Med Wochenschr 105: 1622–1628
54. Rietbrock N, Kuhlmann J, Vöhringer HF (1977) Pharmakokinetik von Herzglykosiden und klinische Konsequenzen. In: Hierholzer K, Rietbrock N (Hrsg) Physiologische und pharmakologische Grundlagen der Therapie. 1. Berliner Seminar. Straube, Erlangen, S 15–43
55. Risler T, Grabensee B, Grosse-Brockhoff F (1974) Eliminationskinetik und Dosierung von Digoxin bei Patienten mit Niereninsuffizienz. Dtsch Med Wochenschr 99: 2130–2131
56. Risler T, Grabensee B, Hausamen TU, Schröder E, Grosse-Brockhoff F (1974) Digoxin-Clearance bei Patienten mit Niereninsuffizienz. Verh Dtsch Ges Kreislaufforsch 40: 306–308
57. Risler T, Grabensee B, Krokou J (1977) Elimination von Digoxin und Digitoxin durch Hämodialyse, Hämofiltration und Hämoperfusion. In: Dengler HJ, Klehr HU, Seyffart G (Hrsg) Möglichkeiten und Grenzen der Hämoperfusion. 3. Arbeitstagung über Hämoperfusion. Wetzlardruck, Bonn, S. 113–118
58. Scheler F (1978) Herzglykoside bei gestörter Nierenfunktion. Niedersachs Ärztebl 13: 439–441
59. Shoeman DW, Azarnoff DL (1972) The alteration of plasma proteins in uraemia as reflected in their ability to bind digitoxin and diphenylhydantoin. Pharmacology 7: 169–177
60. Steiness E (1974) Renal tubular secretion of digoxin. Circulation 50: 103–107
61. Storstein L (1973) The influence of renal function on the pharmacokinetics of digitoxin. In: Storstein O (ed) Symposium on Digitalis. Gyldendal Norsk Forlag, Oslo, 158–168
62. Storstein L, Janssen H (1976) Studies on digitalis. VI. The effect of heparin on serum protein binding of digitoxin and digoxin. Clin Pharmacol Ther 20: 15–23
63. Storstein O, Hansteen V, Hatle L, Hillestad L, Storstein L (1977) Studies on digitalis. XIII. A prospective study of 649 patients on maintenance treatment with digitoxin. Am Heart J 93: 434–443
64. Van der Vijgh WJF, Oe PL (1977) Pharmacokinetic aspects of digoxin in patients with terminal renal failure. I. On dialysis. Int J Clin Pharmacol 15: 249–254
65. Van der Vijgh WJF, Oe PL (1977) Pharmacokinetic aspects of digoxin in patients with terminal renal failure. II. Off hemodialysis. Int J Clin Pharmacol 15: 255–259
66. Vöhringer HF, Rietbrock N (1979) Varianz der Digitoxinkonzentration im Plasma – eine Analyse der bestimmenden Faktoren. In: Greeff K, Rietbrock N (Hrsg). Digitoxin als Alternative in der Therapie der Herzinsuffizienz. Schattauer, Stuttgart New York, S 61–67
67. Vöhringer HF, Rietbrock N (1979) Renale und extrarenale Elimination von Digitoxin. In: Greeff K, Rietbrock N (Hrsg) Digitoxin als Alternative in der Therapie der Herzinsuffizienz. Schattauer, Stuttgart New York, S 114–125
68. Vöhringer HF, Rietbrock N, Spurny P, Kuhlmann J, Hampl H, Baethke R (1976) Disposition of digitoxin in renal failure. Clin Pharmacol Ther 19: 387–395
69. Wagner JG (1974) Loading and maintenance dose of digoxin in patients with normal renal function and those with severely impaired renal function. J Clin Pharmacol 14: 329–338

Kombinationstherapie mit herzwirksamen Glykosiden

H.-D. Bolte

Eine Behandlung mit herzwirksamen Glykosiden ist bei zahlreichen Krankheitsumständen indiziert. Allerdings erweist sich eine Monotherapie mit diesen Pharmaka in der Mehrzahl der Fälle als unzureichend, der Symptomatologie einer Verminderung des Herzzeitvolumens entgegenzuwirken. Das Syndrom Herzinsuffizienz kann von der Pathogenese her sehr unterschiedlich sein. So prävaliert z. B. bei dilativen Kardiomyopathien das myogene Versagen des Herzmuskels als Pumpe, wohingegen bei vorherrschenden tachykarden Herzrhythmusstörungen, etwa im Gefolge einer Tachyarrhythmie bei Vorhofflimmern die verminderte Diastolendauer und damit die ungenügende ventrikuläre Füllung in erster Linie für die Verminderung des Herzzeitvolumens in Betracht zu ziehen sind. Aus diesen Erwägungen wird bereits ersichtlich, daß die Kombinationsbehandlung des Syndroms Herzinsuffizienz mit herzwirksamen Glykosiden sich an der vorherrschenden klinischen Ätiologie zu orientieren hat.

Leider tragen diesem Ziel die zahlreichen, im Handel befindlichen, sog. fixen Kombinationspräparate mit herzwirksamen Glykosiden nur selten Rechnung. Sie sind auch schon deshalb im allgemeinen nicht sinnvoll, weil wegen der geringen therapeutischen Breite herzwirksamer Glykoside eine adäquate Dosierung der Nichtglykosidkomponente nur selten möglich ist. Vielmehr läßt sich der therapeutische Nutzen einer Kombinationstherapie am besten realisieren, wenn eine Erhaltungsdosis herzwirksamer Glykoside nach Maßgabe der zugrundeliegenden pathogenetischen Störung individuell mit anderen pharmakologischen Prinzipien kombiniert wird. Dabei muß nicht in jedem Fall mit der Glykosidbehandlung begonnen werden, wie z. B. beim akuten Lungenödem.

Das kardiale Lungenödem kann in seiner Pathogenese durch unterschiedliche Teilfaktoren bedingt sein, die für den Übertritt von Plasmawasser in das alveolobronchiale System in unterschiedlicher Weise prävalieren (z. B. hypertone Krise – überhöhte Nachlast oder Myokardinfarkt – Verminderung von kontraktilem Myokard). Entsprechend der unterschiedlichen Pathogenese wird auch der therapeutische Zugang hinsichtlich der Reihenfolge von Fall zu Fall unterschiedlich sein müssen. Dennoch lassen sich heute einige grundsätzliche Maßnahmen im Sinne einer Rangordnung formulieren, die von der Pathogenese des Lungenödems weitgehend unabhängig sind:

1. Maßnahmen zur Verminderung des Blutvolumens in der Lunge:
   Lagerung (Oberkörper hoch, Beine niedrig)
   Nitroglyzerin (1–2–3mal 0,8 mg per os)
   akute Diurese (Furosemid 20–40 mg intravenös, ggf. 1–2malige Wiederholung)
   venöse Staubinden an den unteren Extremitäten

2. Sauerstoffinsufflation per Nasensonde oder Maske
3. Sedation:
   Diazepam, 5 mg intravenös
   Eukodal, 5–10 mg subkutan
4. Senkung eines ggf. erhöhten Blutdrucks (z. B. Diazoxid, 150–300 mg intravenös)
5. Behandlung von bedrohlichen Herzrhythmusstörungen
   (Bradykardie <50/min, Tachykardie: >130–150/min)
6. Steigerung der Herzkraft durch gut steuerbare, rasch wirksame Katecholamine vom Typ des Dobutamins bzw. Dopamins, anschließend zur Langzeittherapie dann – zunächst i.v. – herzwirksame Glykoside
7. Verminderung von Lastfaktoren durch Vasodilatanzien (z. B. Nitroglyzerin 1–2–(4) mg pro Stunde i.v., Nitroprussid-Na i.v.) in Kombination mit positiv inotropen Pharmaka (siehe 6)
8. Intubation, Beatmung mit PEEP (positive endexspiratory pressure) (falls Maßnahmen 1–7 ineffektiv)
9. Behandlung der Grundkrankheit (z. B. Überwässerung bei Niereninsuffizienz):
   Hypoproteinämie
   Hypertonie
   akuter Herzklappenersatz bei Aortenstenose oder Aorteninsuffizienz, oder bei Papillarmuskelabriß
10. Anwendung von mechanischen Assistverfahren (intraaortale Gegenpulsation).

Je nach Lage des Einzelfalles werden die einzelnen Schritte dieser Reihenfolge mehr oder weniger unterschiedlich und manchmal gleichzeitig gehandhabt werden können. Der im Vergleich mit den früher geübten Verfahren neue Gesichtspunkt besteht darin, das Herzzeitvolumen möglichst durch Verminderung von Lastfaktoren zu erhöhen. Dies gelingt sowohl zuverlässig durch Verminderung der linksventrikulären Nachlast (Erniedrigung des arteriellen Blutdrucks, Verkleinerung des enddiastolischen Ventrikelvolumens, u. a.) als auch in herzdynamisch besonders

Tabelle 1. Häufige Ursachen der chronischen Myokardinsuffizienz

1. Chronische Druck- und/oder Volumenbelastungen, z. B.:
   bei Hypertonie, Aortenstenose
   Cor pulmonale, Aorteninsuffizienz
   Mitralinsuffizienz
2. Spezifische Herzmuskelerkrankungen (sekundär), z. B.:
   Ischämische Herzerkrankungen
   Virale Herzerkrankungen
   Rheumatische Herzerkrankungen
   Bakterielle Herzerkrankungen
   Pharmakologisch-toxische Einflüsse
      z. B. Äthylalkohol
      Adriamycin
3. Kardiomyopathien
   Dilativ
   Hypertrophisch
   Restriktiv

Modif. nach WHO/ISFC task force [6]

ökonomischer Weise durch kombinierte Anwendung von Katecholaminen mit Vasodilatanzien. Dadurch wird nämlich neben einer Erniedrigung des enddiastolischen Drucks und einer resultierenden Verminderung des enddiastolischen Volumens bei gleichzeitiger arterieller Drucksenkung eine Zunahme des Herzzeitvolumens erzielt, obwohl die äußere Herzarbeit reduziert wird.

Myokardinsuffizienz

Häufige Ursachen der chronischen Herzinsuffizienz sind aus Tabelle 1 zu entnehmen. Die Kenntnis der klinischen Ursache des Syndroms eröffnet bereits selbstredend den ersten therapeutischen Zugang, wobei insbesondere im Hinblick auf eine notwendige Langzeittherapie eine Kombination mit herzwirksamen Glykosiden häufig unerläßlich ist.

Eine Verminderung des Herzzeitvolumens unter Belastungsbedingungen – und besonders unter Ruhebedingungen – führt zu gravierenden Störungen des Natrium- und Wasserhaushalts in Verbindung mit Störungen der Volumenregulation des Organismus. Dabei wirken sich eine Verminderung der renalen Durchblutung zusammen mit einer Verminderung des venösen Abstroms (Druckerhöhung) und zusätzlich vermittelt durch nervalreflektorische Mechanismen aus in einer Steigerung der Renin-Angiotensin-Aldosteroninkretion. Als Resultat kommt eine Retention von Natrium und Wasser mit der Bildung von Ödemen zustande. Sofern die renale Filtration nicht erheblich eingeschränkt ist (Serumkreatinin nicht höher als 2 mg%) haben sich Diuretika als wirksam erwiesen, durch eine Verminderung von Vorlast- und Nachlastgrößen des Ventrikels zusammen mit herzwirksamen Glykosiden das Herzzeitvolumen in ökonomischer Weise zu steigern.

Diuretika

Da durch Diuretika über eine Erniedrigung des arteriellen Mitteldrucks Größen der Nachlast reduziert werden (Einzelheiten s. Tabelle 2 und Abb. 2), kann im Einzelfall auch durch die alleinige Anwendung von Diuretika bei Herzinsuffizienz das Herzzeitvolumen unter Umständen erhöht werden.

Da in der Langzeittherapie bei höheren klinischen Schweregraden III–IV (NYHA) herzwirksame Glykoside unerläßlich sind, kommt den Nebenwirkungen

Tabelle 2. Determinanten der physiologischen Herzmechanik

Vorlast	Enddiastolisches Volumen Enddiastolischer Druck des Ventrikels
Nachlast	Systolische Wandspannung (Wandspannung/-Zeit-Integral)
Kontraktilität	Geschwindigkeitsindizes (isovolumetrisch) Auswurffraktion
Herzfrequenz und Herzrhythmus	

Tabelle 3. Komplikationen einer Behandlung mit Diuretika

Hypokaliämie, Kaliummangelsyndrom
Hyponatriämiesyndrom (Mangelhyponatriämie)
Hypovolämie, Exsikkose
Thrombosen, Thromboembolien
Hyperkaliämie, (kaliumretinierende Diuretika)
Hyperurikämie
Diabetes mellitus

Seltenere Diuretikanebenwirkungen:
- Ototoxizität (Furosemid, Etacrynsäure)
- Nephrotoxizität (Quecksilberdiuretika)
- Gynäkomastie (Spironolactone)
- Störungen der Hämatopoese
- Arzneimittelexantheme

Tabelle 4. Die gebräuchlichsten Diuretika und ihre Dosierung (nach [7])

Diuretikum (Gruppe)	Substanz	Handelspräparat	Normdosis, ggf. tgl.
Thiazide und wirkungsgleiche Substanzen, z. B.	Hydrochlorothiazid	Esidrix	1 Tabl. (à 25 mg)
	Thiabutazid	Saltucin	1 Tabl. (à 5 mg)
	Chlortalidon	Hygroton	1 Tabl. (à 100 mg)
Rasch wirksame Saluretika	Furosemid	Lasix	1–2 Tabl. (à 40 mg), Amp. (à 20 mg)
	Etacrynsäure	Hydromedin	1 Tabl. (à 50 mg), Amp. (à 50 mg)
Antikaliuretische Substanzen	Spironolacton	Aldactone, Osyrol	100–400 mg
	Canrenoat-K	Aldactone p.i.	200–400 mg
	Triamteren	Jatropur	2 Kaps. (à 50 mg)
	Amilorid	Arumil	1–2 Tabl. (à 5 mg)
Kombinationen: antikaliuretische Substanz + Saluretikum	Aldactone 50 – Saltucin (Tabl.) (50 mg Spironolactone + 5 mg Thiabutazid)		
	Dincomb (Tabl.) (25 mg Bemetizid + 50 mg Triamteren)		
	Dytide H (Tabl.) 50 mg Triamteren + 25 mg Hydrochlorothiazid)		
	Moduretik (Tabl.) (5 mg Amilorid-Hydrochlorid + 50 mg Hydrochlorothiazid)		

von Diuretika besonders bei kombinierter Anwendung eine wichtige Bedeutung zu (Tabelle 3).

Die handelsüblichen Diuretika sind in Tabelle 4 aufgeführt. Neben der Erkennung des Wirkungsmechanismus ist zusätzlich die Wirkstärke von Bedeutung. Sogenannte Schleifendiuretika wirken nur kurzfristig, besitzen aber eine hohe Wirkungsstärke, auch im Hinblick auf eine Kaliurese. Demgegenüber sind sog. kaliumsparende Diuretika durch eine verhältnismäßig geringe Kaliurese ausgezeichnet, bei allerdings verhältnismäßig geringer Wirkungsstärke (s. Abb. 1).

Zur Vermeidung einer Hypokaliämie, die bekanntermaßen eine Verminderung der Glykosidtoleranz hervorruft, haben sich fixe Kombinationspräparate von kaliumsparenden Diuretika zusammen mit Saluretika im engeren Sinne bewährt [z. B. Dytide H (Triamteren + Hydrochlorothiazid), Moduretik (Amilorid + Hydro-

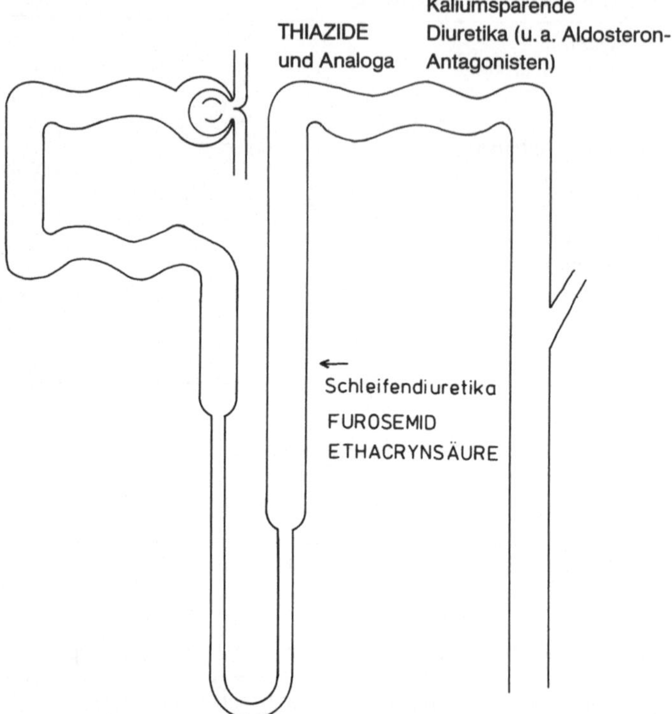

Abb. 1 Schematische Darstellung der Angriffspunkte von Diuretika am Nephron. Osmodiuretika sind am ganzen Nephron wirksam

chlorothiazid) und Spironolactone zusammen mit Thiabutazid als Aldactone – Saltucin, bzw. zusammen mit Lasix als Osyrol – Lasix].

Die notwendigen täglichen Dosierungen belaufen sich im allgemeinen auf z. B. 2mal täglich eine Tablette Dytide H (Einzeldosis: 25 mg Hydrochlorothiazid, 40 mg Triamteren) bzw. eine Tablette Moduretik (50 mg Hydrochlorothiazid, 5 mg Amilorid) oder 2mal täglich eine Tablette Aldactone – Saltucin (50 mg Spironolacton, 5 mg Thiabutazid). Sofern es die klinische Situation erlaubt, ist zusätzlich die Anwendung von Vasodilatatoren ratsam.

Kombination mit Vasodilatanzien

Während Diuretika über eine renale Wirkung auf den Natrium- und Wasserhaushalt die Größen der Vorlast und Nachlast beeinflussen, sind Substanzen mit vasodilatierender Wirkung, sog. Vasodilatanzien ebenfalls imstande, Lastgrößen des Ventrikels zu reduzieren. Solche Substanzen (s. Tabelle 2 und 5) werden daher häufig additiv zu herzwirksamen Glykosiden und auch additiv zu einer zusätzlichen diuretischen Therapie angewendet. Zusammen mit herzwirksamen Glykosiden reduzieren sie den linksventrikulären Füllungsdruck und verlagern die Ventrikelfunktionskurve (s. Abb. 2) zu höheren Herzzeitvolumina hin. Die Bedeutung der Vasodilatanzien für die Behandlung der Herzinsuffizienz besteht darin, daß durch die Vermin-

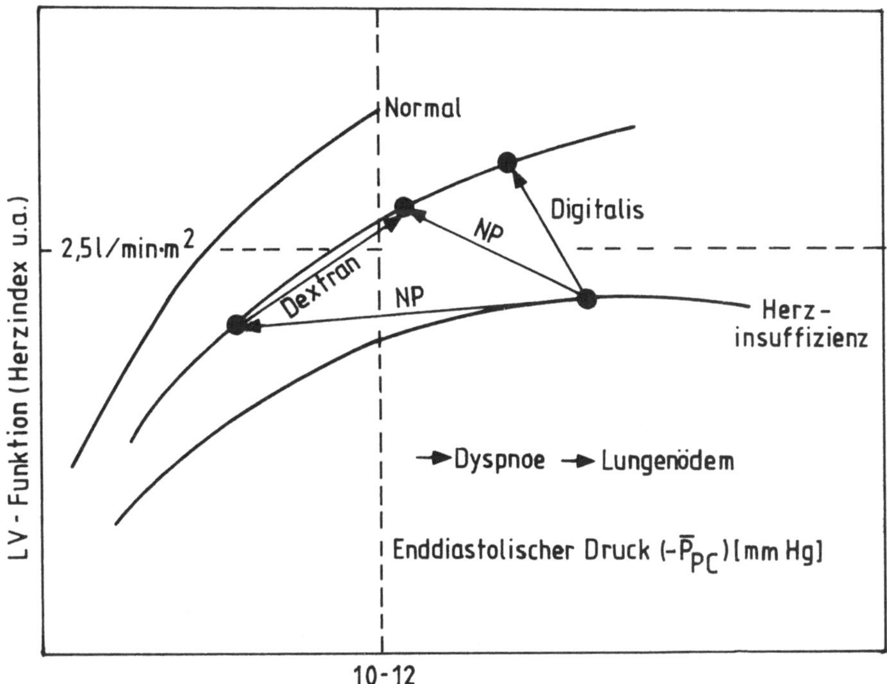

Abb. 2. Beziehung zwischen linksventrikulärer Funktion (Herzindex, Herzzeitvolumen) und enddiastolischem Druck im linken Ventrikel. Man beachte, in welcher Weise die Wirkung von Nitroprussid *(NP)* und von herzwirksamen Glykosiden (Digitalis) zu einer Anhebung der Funktionskurve nach links oben führt, mit dem Effekt einer Zunahme von Pumpfunktionsgrößen und einer Reduktion des enddiastolischen Drucks (nach [5])

derung von Lastfaktoren auch einer Steigerung des Sauerstoffverbrauchs entgegengewirkt wird. Dies hat insbesondere bei koronarer Herzerkrankung eine nicht zu unterschätzende Bedeutung.

Hinzu kommt, daß wegen der Wirkungsunterschiede einzelner Vasodilatanzien differentialtherapeutische Erwägungen angebracht sind.

In Tabelle 5 sind die Pharmaka zur Verminderung von Lastfaktoren (Vorlast, Nachlast) so angeordnet, daß von oben nach unten durch die Pharmaka die Großkreislaufimpedanz zunehmend reduziert wird und daß von unten nach oben Pharmaka mit zunehmender Wirkung auf das kapazitive venöse Niederdrucksystem aufgeführt sind.

Wenn es also darum geht, bei einer Behandlung der Herzinsuffizienz Symptome einer Lungenstauung möglichst hintanzuhalten, empfiehlt sich ein Vasodilatator vom Typ des Nitroglyzerins bzw. Isosorbid-Mono- oder Dinitrats bzw. Molsidomins.

Prävaliert hingegen die Symptomatik des Vorwärtsversagens, sollte zusätzlich zu der Anwendung herzwirksamer Glykoside ein Vasodilatator vom Typ des Hydralazins bevorzugt werden, sofern keine Kontraindikationen, wie z. B. eine Hypotension gegeben sind.

Der dominierende Angriffspunkt von Nitroglyzerin, ebenso wie der von ande-

Tabelle 5. Pharmaka zur Verminderung von Lastfaktoren (Vorlast, Nachlast)

Nitroglyzerin	(0,4) 0,8–1,6 mg sublingual	
(z. B. Nitrolingual)	1–3–(6) mg/h	i.v.
Isosorbiddinitrat	2–5 × 5 mg	p.o.
(z. B. Isoket)		
Molsidomin	2 × 2 mg	p.o.
(Corvaton)		
Nitroprussid-Natrium	25–500 μg/min	i.v.
Dihydralazin	1–3 × 25 mg	p.o.
(z. B. Nepresol)		
Prazosin	2–3 × tgl. 0,5 mg	p.o.
(Minipress)		

ren organischen Nitraten, auch von Molsidomin, liegt am venösen Gefäßsystem. Es kommt bei nicht zu schneller Applikation zu einer vorwiegend venösen Vasodilatation, mit einer Erhöhung der Kapazität des Niederdrucksystems. Bei einer oralen Applikationsform wird eine nur verhältnismäßig geringe Beeinflussung des peripheren systemischen Gefäßwiderstands erreicht. Der vorherrschende therapeutische Effekt von Nitroglyzerin und Nitraten beruht auf einer Reduktion des venösen Rückstroms zum Herzen, wodurch eine Abnahme der linksventrikulären Herzgröße und der intramyokardialen Wandspannung herbeigeführt wird (Literatur s. bei [2]).

Hydralazin zählt zur Gruppe der Phthalazinderivate. Seine vorzugsweise Wirkung ist die direkte Relaxation der vaskulären glatten Muskulatur. Die Wirkung an den Arteriolen ist vergleichsweise mit der anderer Vasodilatatoren am größten und verhältnismäßig am geringsten am venösen Gefäßsystem. Allein angewendet induziert Hydralazin auch in niedrigen Dosierungen nicht selten eine reflektorische Tachykardie. Bei bereits vorbestehender Tachykardie im Rahmen einer Myokardinsuffizienz allerdings läßt sich eher eine Normalisierung der Herzfrequenz unter Hydralazin beobachten. Außerdem ist bei gleichzeitiger Anwendung von herzwirksamen Glykosiden wegen ihrer bradykardisierenden Wirkung eine Tachykardie durch Hydralazin eher diskret ausgeprägt, wenn überhaupt nachweisbar. Da Substanzen wie Hydralazin (z. B. auch Prazosin oder Captopril) eine Reduktion des peripheren Kreislaufwiderstands herbeiführen, ohne daß der arterielle Blutdruck deshalb gesenkt zu werden braucht, empfiehlt es sich, eine Dosierung bereits als ausreichend anzusehen, die gerade *nicht* den arteriellen Mitteldruck senkt. Selbstredend ist der arterielle Blutdruck deshalb nicht als Effizienzkontrolle der Behandlung mit arteriell angreifenden Vasodilatatoren bei Herzinsuffizienz anzusehen. So hat sich nach unserer eigenen Erfahrung Dihydralazin zur Senkung des peripheren arteriellen Widerstands in einer Dosis von 2–4–6mal 25 mg Dihydralazin (Nepresol) pro Tag bewährt. Wegen der Gefahr von arteriellen kritischen Blutdrucksenkungen sollte mit einer niedrigen Einzeldosis von 12,5 mg (2mal ½ Tablette Nepresol täglich) begonnen werden.

Die Behandlung der Herzinsuffizienz bei manifester Hypertonie orientiert sich sinngemäß in erster Linie an der Senkung des arteriellen Blutdrucks mit Antihypertensiva, die dann ebenfalls kombiniert mit herzwirksamen Glykosiden zum Einsatz kommen.

Katecholamine

Für die Akuttherapie der Myokardinsuffizienz, insbesondere im Rahmen eines kardiogenen Schocksyndroms sind heute Katecholamine vom Typ des Dobutamins und Dopamins Medikamente der ersten Wahl, um das Herzzeitvolumen zu steigern. Sie werden dann im Rahmen der Langzeittherapie durch herzwirksame Glykoside ersetzt. Sollte deren Effizienz kombiniert mit dem Prinzip lastvermindernder Pharmaka (Diuretika, Vasodilatanzien) unzureichend sein, ist eine Kombination mit oralen Katecholaminen zu empfehlen, beispielsweise mit Prenalterol (Fa. Ciba, noch nicht im Handel). Auch kann es sich als sinnvoll erweisen, bei Komplikationen, etwa im Rahmen einer fieberhaften Allgemeininfektion, Dopamin intravenös zusätzlich zu herzwirksamen Glykosiden anzuwenden, insbesondere dann, wenn die Nebenwirkungen einer weiteren Dosissteigerung von Glykosiden entgegenstehen. Dabei kann man sich die diuretische Wirkung von Dopamin zunutze machen, die auch unabhängig von einer Steigerung des Herzminutenvolumens nachzuweisen ist. Höhere Dosierungen als 300 µg/min sollten möglichst vermieden werden, um vasokonstringierende Effekte und arrhythmogene Wirkungen zu vermeiden, die bei höheren Dosierungen aufzutreten pflegen.

In welchem Ausmaß eine Kombination mit Amrinone, einem positiv inotropen Pharmakon, das gleichzeitig vasodilatorische Wirkungen besitzen soll, in die praktische Therapie eingeht, ist bisher nicht gesichert.

Schrittmachertherapie

Nicht selten ist eine myokardiale Insuffizienz begleitet von einer pathologischen Bradykardie. Unter diesen Umständen entwickelt sich meist nicht der bei pathologischer Bradykardie und normaler Myokardfunktion anzutreffende sog. Schlagvolumenhochdruck, sondern Hand in Hand mit der gravierenden klinischen Symptomatologie sind lediglich normale oder niedrignormale Blutdruckwerte nachzuweisen. Unter diesen Umständen ist eine kombinierte Behandlung von herzwirksamen Glykosiden zusammen mit einer ventrikulären Schrittmacherstimulation unerläßlich. Bei Sinusknotensyndrom ohne atrioventrikuläre Blockierung kann eine atriale Schrittmacherstimulation Vorteile haben. In Zweifelsfällen kann sich die Messung des Herzzeitvolumens beim bradykarden Grundrhythmus und einem normalisierten Schrittmacherrhythmus für die Entscheidung zur Schrittmacherimplantation als hilfreich erweisen.

β-Rezeptorenblocker (Tabelle 6)

Nicht zu unterschätzen ist die Bedeutung der β-Rezeptorenblockade bei Myokardinsuffizienz im Rahmen der dilativen Kardiomyopathie. Zwar ist den β-Rezeptorenblockern generell eine negativ inotrope, d. h. antikatecholaminerge Wirkung eigen. Dennoch hat sich in niedriger Dosierung bei dilativer Kardiomyopathie eine niedrig dosierte Anwendung von β-Rezeptorenblockern zusammen mit Herzglykosiden als erfolgreich erwiesen, insbesondere in den Fällen, bei denen eine Sinus-

Tabelle 6. Durchschnittliche Dosierungen von einigen β-Rezeptorenblockern bei Angina pectoris (Anfallsprophylaxe und Intervallbehandlung, orale Therapie)

Freiname	Handelsname	Intravenös[a] (Einzeldosis)	Oral
Acebutolol	Prent	12–25 mg	3 × tgl. 100–200 mg
Alprenolol	Aptin	5–10 mg	4 × tgl. 50 mg
Atenolol	Tenormin		1–2 × tgl. 50 mg
Bunitrolol	Stresson		2–3 × tgl. 10 mg
Bupranolol	Betadrenol		1–2 × tgl. 40 mg
Metoprolol	Beloc Lopresor		2 × tgl. 25 (–50) mg
Oxprenolol	Trasicor		3 × tgl. 20 (–40) mg
Pindolol	Visken	0,2–0,4 mg	2 × tgl. 5 mg
Propranolol	Dociton	1 mg langsam i. v., pro Tag höchstens 10 mg (wache Patienten) bzw. 5 mg (narkotisierte Pat.)	2–3 × tgl. 20 mg zu Beginn, dann 3–4 × tgl. 40 mg
Nadolol	Solgol		1 × tgl. 60 mg
Sotalol	Sotalex		2–3 × tgl. 80 mg
Timolol	Temserin		2–3 × tgl. 5 mg
Toliprolol	Doberol Sinorytmal		3 × tgl. 25–50 mg
Trimepranol	Disorat		2–3 × tgl. 10 mg

[a] (langsam, ≈ 10 min) nur bei speziellen Indikationen

tachykardie das klinische Bild mitbestimmt hat. Basierend auf den Untersuchungen von Waagstein et al. [9] dürfte es sich bei der Effizienz der β-Rezeptorenblocker im wesentlichen um die therapeutisch günstige Auswirkung einer Senkung der mittleren Herzfrequenz, von überhöhten Werten ausgehend, handeln.

Es ist ratsam, zur Vermeidung von unerwünschten relativen Überdosierungserscheinungen in einer sehr niedrigen Einzeldosierung zu beginnen und auch einen β-Rezeptorenblocker zu wählen, der aus pharmakokinetischen Gründen eine niedrige Wirkhalbwertszeit besitzt. Um so ungefährlicher und rascher ist der Verlauf nach einer möglicherweise auftretenden Unverträglichkeit dieses medikamentösen Prinzips. Ein kurz wirksamer β-Rezeptorenblocker ist z. B. Oxprenolol (Trasicor), das wir in einer Anfangsdosis von 3–4mal 10 mg bei dilativen Kardiomyopathien angewendet haben. Bewährt hat sich auch die Anfangsdosierung von 2–3mal täglich ½ Tablette Beloc mite (entsprechend 2–3mal täglich 25 mg Metoprolol).

Ob eine derartige Kombinationstherapie sich auch im Langzeitverlauf als wirksam erweist, ist bisher nicht schlüssig erwiesen. Dennoch sprechen die klinischen Erfahrungen dafür, daß Toleranzentwicklungen gegenüber dem einen oder anderen medikamentösen Prinzip (z. B. gegen Vasodilatatoren) von untergeordneter Bedeutung sind. Selbstverständlich ist es unerläßlich, daß Patienten mit dilativer Kardiomyopathie bei höherem hämodynamischen Schweregrad einer sorgfältigen internistischen Therapiekontrolle unterliegen müssen, das bedeutet Kontrolluntersuchungen in Abständen von 2–4 Wochen.

Selbstredend sollten andere medikamentöse Prinzipien, die bei vorbestehenden Herzerkrankungen als kardiotoxisch bekannt sind (z. B. trizyklische Antidepressiva), tunlichst vermieden werden. Ebenso ist der Alkoholkonsum völlig einzustellen, da kein Zweifel an einer kardiodepressiven Wirkung von verhältnismäßig geringen

Alkoholkonzentrationen im Blut bestehen kann. Es kommt hinzu, daß Äthylalkohol neben der kardiodepressiven Wirkung auch arrhythmogene Effekte hervorrufen kann, die ebenfalls bei dilativer Kardiomyopathie nicht zu unterschätzen sind.

Herzrhythmusstörungen

Im Hinblick auf Herzrhythmusstörungen bedarf es einer genauen Analyse der zugrundeliegenden Störung, da ein sehr variables Muster an Herzrhythmusstörungen vorkommen kann. Dabei richtet sich die Behandlung im Prinzip nach der Erkennung vorherrschend kritischer bradykarder Herzrhythmusstörungen, die auf eine Schrittmachertherapie im Endeffekt abzielen und auf die Behandlung vorherrschend tachykarder Herzrhythmusstörungen, bei denen Antiarrhythmika im engeren Sinne zusätzlich indiziert sind. In jedem Falle empfiehlt sich aber vor einer Behandlung mit Antiarrhythmika die sorgfältige Behandlung der Myokardinsuffizienz, die allein schon in zahlreichen Fällen nach unserer eigenen Erfahrung kritische Herzrhythmusstörungen zum Verschwinden gebracht hat und darüber hinaus auch die Ansprechbarkeit auf zusätzliche Antiarrhythmika im engeren Sinne verbessert hat. Das bedeutet, daß – allgemein gesprochen – die antiarrhythmische Therapie mit einer Behandlung der Myokardinsuffizienz zu beginnen hat. Das ist auch schon deshalb verständlich, da die Behandlung der Myokardinsuffizienz, wie oben gezeigt, auf eine Verminderung der myokardialen Wandspannung abzielt, die durch eine Verminderung des Ventrikelkavums und eine Verminderung des Kreislaufwiderstands herbeigeführt werden kann.

Herzwirksame Glykoside sind wegen der Verlangsamung der Sinusfrequenz des Herzens und der Verlängerung der AV-Leitungszeit bei zahlreichen supraventrikulären Herzrhythmusstörungen indiziert. Eine klassische Indikation stellt die Tachyarrhythmie mit Vorhofflimmern dar. Andererseits bewirken herzwirksame Glykoside nicht selten auch bei verminderter Glykosidtoleranz Herzrhythmusstörungen, wie sie typischerweise als ventrikuläre Extrasystolie mit Bigeminusanordnung und höhergradige AV-Blockierungen, ferner auch als supraventrikuläre Vorhoftachykardien mit wechselnder Blockierung bekannt sind. Nicht selten verkannt sind paroxysmale atriale Tachykardien mit fester Blockierung im Sinne etwa eines 2:1-Blocks.

Diese Erwägungen machen bereits deutlich, daß eine Kombination mit anderen pharmakologischen Prinzipien geboten sein kann. So hat sich in Einzelfällen bei Tachyarrhythmie und Vorhofflimmern die zusätzliche Anwendung von *β-Rezeptorenblockern* (Tabelle 6) bewährt. Vorhoftachykardien sind gelegentlich durch eine kombinierte Behandlung mit herzwirksamen Glykosiden und Chinidin bzw. Disopyramid (Rythmodul, Norpace) wirksamer anzugehen und im Intervall prophylaktisch wirksamer als eine Glykosidbehandlung als Monotherapie. Bei der Kombinationsbehandlung mit Chinidin ist allerdings zu bedenken, daß die renale Digoxinclearance eingeschränkt wird, wodurch es zu einer Erhöhung der Glykosidplasmaspiegel kommt. (Antiarrhythmika, nach Indikationen geordnet (s. Tabelle 7.)

Bei schnellen Vorhoftachykardien mit wechselnder Blockierung (2:1; 3:1) erweist sich die medikamentöse Therapie mit und ohne β-Rezeptorenblocker in Kombination mit herzwirksamen Glykosiden häufig als unzureichend hinsichtlich

Tabelle 7. Antiarrhythmika, geordnet nach Indikationen

Substanz	Handelsname z. B.	Dosierung	
		Soforttherapie	Rezidivprophylaxe
Bevorzugte Indikation: Supraventrikuläre Tachykardie und Extrasystolie			
Verapamil	Isoptin	5(–10) mg i.v.	3mal 40(–80) mg tgl. oral
Disopyramid	Rythmodul	Ø	2–4mal 100 mg tgl. oral
Chinidin	Chinidin-Duriles	Ø	1–1,5 g tgl. oral
Propranolol	Dociton	5 mg i.v.	30–120 mg tgl. oral
Prajmalium-Bitartrat	Neo-Gilurytmal	Ø	2–3mal 20 mg tgl. oral
Herzwirksame Glykoside			
Bevorzugte Indikation: Ventrikuläre Tachykardie und Extrasystolie			
Lidocain	Xylocain	100 mg i.v.	2–4 mg/min als i.v.-Infusion
Procainamid	Novocamid	500 mg i.v.	3–6mal 500 mg i.m. tgl.
Ajmalin	Gilurytmal	25–50 mg i.v.	300–600 mg tgl. als i.v.-Infusion
Prajmalium-Bitartrat	Neo-Gilurytmal	Ø	2–3mal 20 mg tgl. oral
Disopyramid	Rythmodul	Ø	2–4mal 100 mg tgl. oral
Mexiletin	Mexitil	Ø	4mal 200–300 mg tgl. oral
Aprindin	Amidonal	Ø	1mal 50–100 mg tgl. oral
Amiodarone	Cordarex	Ø	1–3mal 200 mg tgl. oral
Bevorzugte Indikation: Präexcitationssyndrome (z. B. WPW-Syndrom)			
Ajmalin	Gilurytmal	25–50 mg i.v.	300–600 mg tgl. als i.v.-Infusion
Prajmalium-Bitartrat	Neo-Gilurytmal	Ø	2–3mal 20 mg tgl. oral
Propafenon	Rytmonorm	Ø	2–3mal 300 mg tgl. oral
Aprindin	Amidonal	Ø	1mal 50–100 mg tgl. oral

der Beseitigung der Vorhoftachykardie, obwohl die mittlere Kammerfrequenz reduziert werden kann; unter diesen Umständen ist die *atriale Hochfrequenzstimulation* mit Stimulationssonde im rechten Vorhof die Therapie der Wahl. Das völlige Abklingen einer Herzglykosidwirkung braucht dabei nicht abgewartet zu werden. Auch mit einfachen Schrittmacheraggregaten, die als extrakorporale Schrittmacher zur Ventrikelstimulation Verwendung finden, läßt sich mit großer Wahrscheinlichkeit eine solche Vorhoftachykardie bei einer Stimulationsfrequenz von ~150/min im allgemeinen in Vorhofflimmern überführen [8]. Nicht selten kommt es nach einer mehr oder weniger langen (Minuten bis zu einigen Stunden dauernden) Flimmerperiode spontan zum Sinusrhythmus. Zur Prophylaxe einer erneuten Vorhoftachykardie sind dann herzwirksame Glykoside und β-Rezeptorenblocker indiziert [4].

Nicht selten verbietet sich die Anwendung von herzwirksamen Glykosiden aufgrund einer Herzrhythmusstörung, die im Zweifel durch herzwirksame Glykoside verschlimmert werden kann. So ist z. B. im Rahmen eines *Myokardinfarktes* mit ventrikulärer Extrasystolie die Anwendung von herzwirksamen Glykosiden mit einem Antiarrhythmikum, z. B. Lidocain intravenös zu empfehlen. Andererseits wird

Tabelle 8. Medikamentöse Behandlung bei koronarer Herzerkrankung mit stabiler Angina pectoris (nach [3])

Nitropräparate
Nitroglyzerin (z. B. Nitrolingual)
(kurz wirksam; zur Kupierung eines Anfalls)
Nitrate
z. B. Isosorbiddinitrat (Isoket)
Isosorbidmononitrat (Ismo 20)
β-Rezeptorenblocker
z. B. Propranolol (Dociton)
ferner s. Tabelle 6, S. 68.
Bei nichttolerablen β-Rezeptorenblockernebenwirkungen (z. B. pathologische Bradykardie) und bei Koronarspasmen.
Ca-Antagonisten
z. B. Nifedipin (Adalat).
Bei klinischen Zeichen der Myokardinsuffizienz
zusätzlich: herzwirksame Glykoside,
Saluretika und/oder Aldosteronantagonisten.
Zur Verminderung der linksventrikulären Nachlast:
z. B. Na-Nitroprussid (Nipruss)
Hydralazin (Nepresol)
ggf. Antiarrhythmika
ggf. Sedativa

man bei Myokardinfarkt die Indikation zur Behandlung mit herzwirksamen Glykosiden besonders streng stellen, um arrhythmogene Effekte durch diese Therapie zu vermeiden. Sofern keine Kontraindikationen gegeben sind, geben wir beim unkomplizierten Myokardinfarkt eine Behandlung mit Vasodilatatoren, gegebenenfalls zusammen mit β-Rezeptorenblockern den Vorzug vor einer Behandlung mit herzwirksamen Glykosiden.

Sind positiv inotrope Pharmaka nötig, dann werden in der Akutbehandlung – wegen der besseren Steuerbarkeit – Dopamin und Dobutamin verwendet (s. oben). Für die Langzeittherapie werden diese letztgenannten Katecholamine aber dann möglichst durch herzwirksame Glykoside ersetzt, also in Kombination mit den zuvor genannten Medikamenten verwendet.

Koronare Herzerkrankung

Herzwirksame Glykoside gehören bei der Behandlung der koronaren Herzkrankheit nicht zu den Medikamenten der ersten Wahl. Zur Behandlung der Angina-pectoris-Symptomatik sind sowohl zur Anfallskupierung als auch zur Intervalltherapie Nitroglyzerin und Langzeitnitrate indiziert. Entsprechend der Auflistung in Tabelle 8 werden desweiteren β-Rezeptorenblocker oder Kalziumantagonisten, vorzugsweise vom Typ des Nifedipins, verwendet. Wenn Hinweise für Prinzmetal-Angina, d. h. für eine vasospastische Angina pectoris [4] gegeben sind, sollten herzwirksame Glykoside gemieden werden, da nicht auszuschließen ist, daß herzwirksame Glykoside auch am Koronarsystem eine Erhöhung des koronar-arteriellen Widerstandes hervorrufen können.

Tabelle 9. Kausaltherapeutische Maßnahmen bei chronischer Myokardinsuffizienz (nach [1])

Ursachen	Therapie
Klappenfehler (Grad III u. IV NYHA)	→ Prothetischer Klappenersatz
Li-Re-Shunt-Vitien	→ Operative Korrektur
Rheumatische Karditis im floriden Stadium	→ Steroide
Hypertonie	→ Antihypertensiva, Diuretika
O_2-Mangel (z. B. bei Ventilationsstörungen)	→ Beatmung
Endomyokarditis (bakteriell)	→ Antibiotika

Erwiesenermaßen ist aber die Anwendung von herzwirksamen Glykosiden zusätzlich zu den genannten Pharmaka bei koronarer Herzkrankheit dann indiziert, wenn Zeichen einer Belastungsherzinsuffizienz gegeben sind. Unter diesen Umständen hat sich die kombinierte Behandlung mit β-Rezeptorenblockern und herzwirksamen Glykosiden als geeignete Maßnahme zur Erhöhung der Belastungstoleranz bei den betroffenen Patienten herausgestellt. Eine Behandlung mit Herzglykosiden allein, bzw. β-Rezeptorenblockern allein, war im Vergleich weniger effektiv [3].

Zur sog. Glykosidrefraktärität

Werden die klinischen Zeichen des Syndroms Herzinsuffizienz nicht gebührend hinsichtlich der klinischen Verursachung erkannt, dann kommt es nicht selten zu einer kombinierten Anwendung zahlreicher Medikamente, zusammen mit herzwirksamen Glykosiden, ohne daß eine ausreichende Wirksamkeit erzielt wird. Ein typisches Beispiel stellt der nicht erkannte *tamponierende Perikarderguß* dar. Das bedeutet, daß bei niedrigem arteriellem Blutdruck, und den bestehenden Zeichen der venösen Einflußstauung bei gleichzeitig röntgenologisch nachgewiesener Vergrößerung der Herzsilhouette ein Perikarderguß ausgeschlossen werden muß. Diesbezüglich ist heute die klassische Methode die Echokardiographie, die durch den Nachweis eines echofreien Bezirks zwischen Epikard und Thoraxwand in eindeutigen Fällen den Perikarderguß beweist. Im Zweifel kann als weiteres wichtiges Symptom das Fehlen von kardialen Exkursionen im Durchleuchtungs-Röntgenbild für die Diagnose eines Perikardergusses herangezogen werden.

Bei *Hyperthyreose* ist eine Behandlung mit herzwirksamen Glykosiden hinsichtlich der Frequenzverlangsamung ohne Effekt. Erst eine kombinierte Behandlung oder alleinige Behandlung mit β-Rezeptorenblockern führt unter diesen klinischen Umständen zum Erfolg.

Bei arterieller Hypoxämie, etwa im Rahmen eines fortgeschrittenen chronischen *Cor pulmonale* oder bei *pulmonaler Hypoventilation* sind herzwirksame Glykoside ebenso wie alle anderen positiv inotropen Pharmaka unzureichend wirksam oder sogar unwirksam. Erst eine Kombination mit einer adäquaten Ventilation führt zum therapeutischen Erfolg. An diesem Beispiel wird auch erkennbar, daß die Kausaltherapie Vorrang hat gegenüber einer kombinierten Behandlung mit herzwirksamen Glykosiden (Tabelle 9).

Typische Risiken einer Kombinationsbehandlung mit herzwirksamen Glykosiden

1. Eine durch Diuretika induzierte Hypokaliämie führt zu einer Verminderung der Glykosidtoleranz und daraus zu resultierenden Herzrhythmusstörungen. Aus diesem Grunde sind die heute weithin gebräuchlichen Kombinationspräparate, die Kaliumverlusten vorbeugen, vorzuziehen.
2. β-Rezeptorenblocker können in Kombination mit herzwirksamen Glykosiden eine ohnehin vorhandene atrioventrikuläre Leitungsstörung verstärken. Daraus können bedrohliche atrioventrikuläre Blockierungen resultieren. Dieser Gesichtspunkt spielt eine nicht zu unterschätzende Rolle bei der Behandlung der schweren Hypertonie. Auch ist dies bei den häufig bradykardisierend wirkenden Antihypertensiva vom Typ des Clonidins zu berücksichtigen.
3. Die Vernachlässigung der Grundkrankheit bei ansonsten korrekt durchgeführter Kombinationstherapie kann für den Patienten deletär sein. So sind z. B. Patienten mit höhergradiger Aortenstenose und stenosierender koronarer Angiopathie durch die Gefahr plötzlicher Todesfälle bedroht.
4. Eine ungenügende Verlaufskontrolle bei Patienten mit kombinierter Behandlung kann in vielfältiger Weise Nebenwirkungen hervorrufen. So ist durch Kontrolle von Serumnatrium und Hydratationszustand auf ein sich anbahnendes Hypovolämiesyndrom zu achten. Auf diese Weise kann nämlich eine prärenale Verminderung der Nierenfunktion mit Kreatininanstieg und reduzierter Digoxinclearance hervorgerufen werden. Beim älteren Patienten bewirkt dann Hypovolämie und erhöhter Digoxinspiegel nicht selten eine neurologische Symptomatik, die durch eine entsprechende Hydratation hätte vermieden werden können.

Sorgfältig abgewogen werden sollte auch eine Kombinationsbehandlung mit herzwirksamen Glykosiden bei nephrotischem Syndrom, da die Pathogenese dieser Ödeme eine kardiale Ursache meistens vermissen läßt.

Allgemeine Schlußfolgerungen

1. In der Mehrzahl der Fälle mit Herzinsuffizienz unterschiedlichen Schweregrades ist eine Monotherapie mit herzwirksamen Glykosiden nicht ratsam. Vielmehr erweist sich auch bei Herzinsuffizienz geringeren Schweregrades eine niedrigdosierte diuretische Therapie – gleichbedeutend einer in früheren Jahren häufiger durchgeführten salzarmen Diät – als sinnvoll.
2. Unter Berücksichtigung der besonderen Umstände im Einzelfall gilt es, den vorherrschenden ätiologischen Gesichtspunkt bei der Kombinationstherapie gebührend zu berücksichtigen (Antihypertensiva bei Hypertonie, β-Rezeptorenblocker bei koronarer Herzkrankheit) (s. Tabelle 10).

Tabelle 10. Differentialtherapie der chronischen Myokardinsuffizienz (nach [1])

Medikament	*Bevorzugte Indikation*
Vasodilatanzien (Vorzugsweise Nachlastsenkend) (VN)	Erhöhte Blutdruckwerte
Vasodilatanzien (Vorzugsweise Vorlastsenkend) (VV)	Lungenstauung
Herzwirksame Glykoside (HG)	Absolute Tachyarrhythmie, höhergradige Herzinsuffizienz
Orale Katecholamine	Relative Kontraindikationen für HG, und zusätzlich zu HG
Diuretika	Bei hohem Venendruck und hohem Blutdruck
β-Rezeptorenblocker zusammen mit VN	Koronare Herzerkrankung, dilative Herzerkrankungen
Antikoagulanzien	Prophylaxe thromboembolischer Komplikationen

Tabelle 11. Kontraindikationen

a) Für herzwirksame Glykoside:
Hypokaliämie, Hyperkalzämie
Pathologische Bradykardie
AV-Block II. Grades

b) Für Vasodilatanzien:
Hypovolämie
Hypotension unterschiedl. Ätiologie, Tachykardie, Tachyarrhythmie, Schocksyndrom (außer spezielle Formen des kardiogenen Schocks), Aortenstenose, Mitralstenose

c) Für β-Rezeptorenblocker:
pathologische Bradykardie
dekompensierte Herzinsuffizienz
Asthma bronchiale

d) Für Diuretika
Hypovolämie
Exsikkose
Hypokaliämie

3. Eine Kombinationstherapie bedarf besonders hoher Aufmerksamkeit, da Nebenwirkungen der einzelnen Pharmaka sich in nicht immer übersichtlicher Weise addieren können (z. B. AV-Blockierung durch β-Blocker und Glykoside, verminderte Glykosidtoleranz bei diuretikainduzierter Hypokaliämie) (Zu den Kontraindikationen s. Tabelle 11, S. 99).
4. Für die Langzeittherapie der Myokardinsuffizienz ist die Glykosidkomponente in der Kombinationstherapie nach wie vor unerläßlich.

5. Bei der Akuttherapie der Herzinsuffizienz ist die Glykosidkomponente anfangs von untergeordneter Bedeutung. An seiner Stelle haben hierbei Katecholamine und Vasodilatanzien den Vorrang.

Literatur

1. Bolte HD (1980) Behandlung der Herzinsuffizienz mit Vasodilatantien. Internist (Berlin) 12: 753
2. Bolte HD (Hrsg) (1981) Katecholamine und Vasodilatantien bei Herzinsuffizienz. Springer, Berlin Heidelberg New York
3. Crawford MH, Le Winter M, O'Rourke RA, Karlinger JS (1975) Combined propranolol and digoxin therapy in angina pectoris. Ann Intern Med 83: 449
4. Maseri A, L'Abbate A, Pesola A (1977) Coronary vasospasm in angina pectoris. Lancet I: 713
5. Mason DT (1978) Afterload reduction in the treatment of cardiac failure. Schweiz Med Wochenschr 108: 1695
6. Report of WHO/ISFC task force on the definition and classification of cardiomyopathies (1980) Br Heart J 44: 672
7. Riecker G, Bolte H-D, Lüderitz B, Strauer B (1978) Ätiologische und pathophysiologische Grundlagen des akuten Myokardversagens. Verh. Dtsch. Ges. Kreislaufforsch. 44, 79
8. Spurrel RAJ, Sowton E (1975) Use of high frequency in the management of paroxysmal supraventricular tachycardia. J Electrocardiol 8: 287
9. Waagstein F, Hjalmarsson A, Varnauskas E, Wallentin I (1975) Effect of chronic beta-adrenergic receptor blockade in congestive cardiomyopathy. Br Heart J 37: 1022

Nebenwirkungen und Interaktionen mit anderen Pharmaka

N. Rietbrock, B. G. Woodcock und J. Kuhlmann

Nebenwirkungen

Bei Verdacht auf eine tödliche Intoxikation gibt die postmortale Analyse von Serum- und Gewebsproben auf Digitalisglykoside Aufschluß über eine Vergiftung. Insbesondere ist bei älteren Patienten eine tödlich verlaufende Digitalisintoxikation ohne den direkten postmortalen Nachweis im Herzmuskel und Serum nur schwer zu eruieren, da ein großer Teil der Vergiftungen unter der Diagnose „Herz-Kreislaufversagen" unbekannt bleibt.

Suizidale Digitalisintoxikationen oder in Tötungsabsicht [85, 95] stellen nur einen kleinen Anteil dar. Diese verlaufen im allgemeinen überdurchschnittlich schwer und sind bei älteren Menschen prognostisch ungünstig. In Frankreich liegt die Quote suizidaler Digitalisintoxikationen bei etwa 2% [32, 69]. In der Bundesrepublik sind nur vereinzelte Fälle bekannt [72].

Die überwiegende Zahl sind leichte bis mittelschwere Intoxikationen, deren Prognose unabhängig von der Art der verwendeten Glykoside als günstig anzusehen ist.

Angaben über die Häufigkeit der Digitalisintoxikation bei stationären Patienten schwanken zwischen 8–35% [7, 39]. Digoxinintoxikationen treten bei vorstationären bzw. stationären Patienten in durchschnittlich 20% der Fälle auf [7, 55] (Tabelle 1). Dieser bemerkenswert hohe Anteil ist jedoch nicht repräsentativ für ambulante digitalisierte Patienten. Das stationäre Krankengut stellt nach Schweregrad der Erkrankung sowie symptomatischen Krankheitsauswirkungen eine vergleichsweise negative Selektion dar. Will man darüber hinaus ermitteln, welche Patienten unter ambulanten Bedingungen „optimal" digitalisiert sind, so gilt es, jene Patienten mit Plasma-Digoxinspiegeln nicht nur im subtoxischen bzw. toxischen, sondern auch im subtherapeutischen Bereich gesondert zu erfassen. Hier variiert die Häufigkeitsangabe zwischen 11–36% [38]. In diesem Kollektiv sind oftmals Diskrepanzen zwischen den Angaben über eingenommene Glykosidmenge und dem Resultat der Digoxinbestimmung auffällig. Die Ursachen sind offensichtlich Einnahmefehler. Auf der Grundlage dieser Ergebnisse ist bei vorsichtiger Schätzung der Rückschluß erlaubt, daß sich nur ca. 50% der ambulanten digitalisierten Patienten in dem gewünschten, engen Bereich bewegen, der durch therapeutische Unwirksamkeit auf der einen Seite und Intoxikation auf der anderen Seite begrenzt wird. Daraus ergibt sich die klare Konsequenz einer strengen Indikation für eine ambulante Dauerdigitalisierung.

Im Vergleich zu Digoxin liegt die Intoxikationsquote für Digitoxin nur bei 3–6% [4, 90] (s. Tabelle 1). Dieser prozentual niedrige Anteil ist darauf zurückzufüh-

Tabelle 1. Prospektive Studien in verschiedenen Ländern seit 1969. Intoxikationsrate unter Digitoxin und Digoxin

Glykoside	Land	Stationär	Ambulant	Zahl der Patienten	Intoxikationsquote (%)
Digitoxin	Norwegen [90]	x		649	5,8
	Frankreich [4]		x	2120	3,2
Digoxin	USA [82]	x		441	18,4
	Irland [40]	x		192	19,3
	USA [7]	x		93	24,7
	England [27]	x		108	20,4
	Australien [39]	x		86	15,2
	BRD [55]		x	145	20,0
	BRD [3]	x		295	27,5
	BRD [73]	x		196	17,0/18,0
	Schweiz [29]	x		230	20,0
	USA, Canada [45]	x		2425	17,0

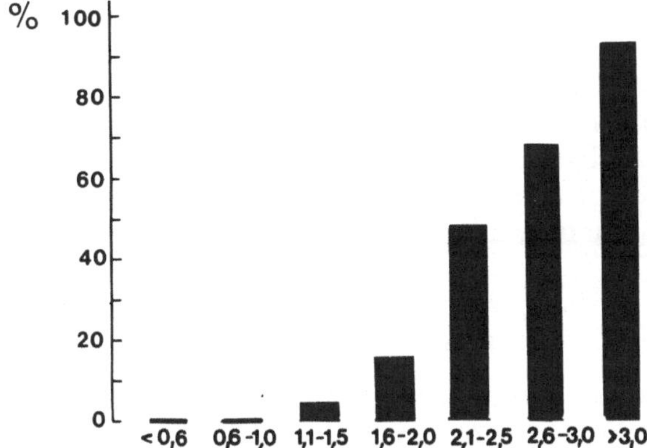

Abb. 1. Intoxikationshäufigkeit in Abhängigkeit von der Serum-Digoxinkonzentration (nach [71])

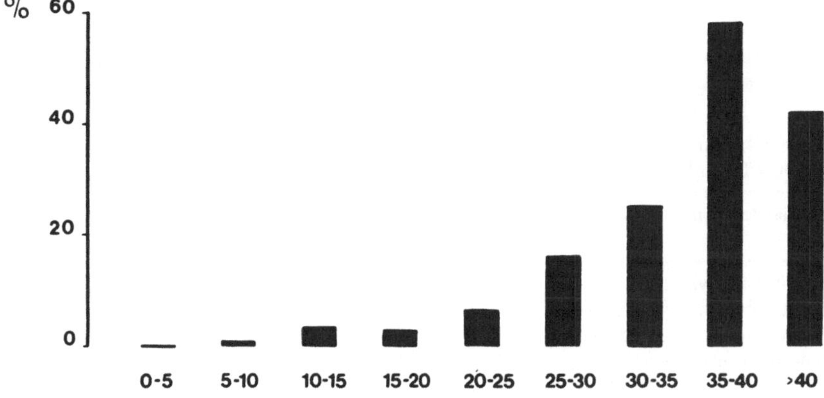

Abb. 2. Intoxikationshäufigkeit in Abhängigkeit von der Serum-Digitoxinkonzentration (nach [88])

ren, daß renale und hepatische Erkrankungen sowie das höhere Lebensalter keine Risikofaktoren für die Therapie der Herzinsuffizienz mit Digitoxin darstellen. Ferner ist der Rückgang der Intoxikationen auf die niedrigere Verschreibungsweise von Digitoxin mit Erhaltungsdosen von 0,07–0,1 mg zurückzuführen (Tabelle 1).

Die Intoxikationshäufigkeit wächst mit der Konzentrationszunahme von Digoxin und Digitoxin im Serum (Abb. 1 u. 2).

Klinische Symptomatologie der Digitalisintoxikation

Kardiale Zeichen

3–21%, durchschnittlich 11% der Patienten, sterben in unmittelbarem Zusammenhang mit kardialen Auswirkungen der Digitalisvergiftung [75]. Wiederum sind diese Aussagen nur unter dem Vorbehalt naturgemäß retrospektiver klinischer Beurteilungen zu verwerten. Als sicher kann dagegen gelten, daß bei unerkannter schwerer Digitalisintoxikation eine Fortsetzung der Glykosidbehandlung eine drastische Zunahme tödlich verlaufender Intoxikationen auf ca. 30–50% nach sich zieht [28]. Die Todesursache liegt überwiegend in der Ausbildung tachykarder ventrikulärer Rhythmusstörungen, die im Kammerflimmern enden [78] (Tabelle 2).

In Tabelle 3 sind die verschiedenen digitalisbedingten Rhythmusstörungen funktionell nach ihren unterschiedlichen Ursprungsorten aufgeführt. Aus mehreren Publikationen ergab sich eine Sammelstatistik, welche die prozentuale Häufigkeit der einzelnen Herzrhythmusstörungen in der Bundesrepublik Deutschland und in den USA gegenüberstellt [78].

Die Schwierigkeiten in der Interpretation entsprechender EKG-Veränderungen gehen im wesentlichen auf 2 Gründe zurück:

1. Die Identifizierung einzelner Arrhythmien ist oftmals problematisch: Abgrenzung der paroxysmalen Vorhoftachykardie mit AV-Block von Vorhofflattern; Unterscheidung eines inkompletten SA-Block von einer ausgeprägten Sinusarrhythmie; Abgrenzung einer Kammertachykardie von einer supraventrikulären Tachykardie mit intraventrikulärer Leitungsstörung.
2. Keine der aufgeführten Rhythmusstörungen ist spezifisch für eine Digitalisintoxikation; zwar sind multifokale ventrikuläre Extrasystolen, Bigeminus und Trigeminus, AV-Dissoziation, AV-Knotenrhythmus oder AV-Tachykardie und par-

Tabelle 2. Primär registrierte Rhythmusstörungen bei insgesamt 15 Pat. mit Kammerflimmern infolge einer Digitalisintoxikation (nach [78])

Primär registrierte Rhythmusstörung	n	Terminale Rhythmusstörung
Kammertachykardie	10	In allen Fällen Kammerflimmern
Multifokale ventrikuläre Extrasystolen	2	
Vorhoftachykardie mit AV-Block	2	
Kammerflimmern	1	
Gesamt	15	

Tabelle 3. Sammelstatistik aus der Bundesrepublik Deutschland und den USA über die prozentuale Häufigkeit unterschiedlicher Herzrhythmusstörungen bei einer Digitalisintoxikation (nach [78])

Ursprung der Rhythmusstörung	Bundesrepublik Deutschland n = 381	USA n = 432
Vorhof	%	%
SA-Block, Sinusstillstand	2– 3	0– 6
Bradykardes Vorhofflimmern	7–12	6–12
Paroxysmale Vorhoftachykardie mit AV-Block	5– 7	3–10
AV-Knoten		
AV-Frequenzdissoziation	4–14 (AV-Frequenzdissoziation, Knotenrhythmus, AV-Tachykardie zusammen)	3–36
Knotenrhythmus (unter 80/min)		6–30 (Knotenrhythmus und AV-Tachykardie zusammen)
AV-Tachykardie (über 80/min)		
AV-Block 1. Grades	20–34	14–33
AV-Block 2. Grades	9–13	7–20
AV-Block 3. Grades	3– 6	4–14
Ventrikel		
Ventrikuläre Extrasystolen, unifokal, multifokal	20–34	16–65
Bigeminus, Trigeminus	7–27	12–34
Kammertachykardie	1– 2	2–12
Kammerflimmern	0– 4	0– 2,5

oxysmale Vorhoftachykardie mit AV-Block in besonderem Maße verdächtig auf eine Überdigitalisierung; dennoch können sämtliche dieser Rhythmusstörungen unabhängig von Glykosideinflüssen auch bei degenerativen oder entzündlichen Myokarderkrankungen und in fortgeschrittenen Stadien einer koronaren Herzerkrankung auftreten. Schließlich zeigen Untersuchungen von Risler et al. [74], daß die Höhe des Serumdigoxinspiegels als ein quantifiziertes Maß der Digitalisintoxikation keinen bestimmten EKG-Veränderungen zuzuordnen ist.

In den Abb. 3–5 sind einzelne bezeichnende EKG-Bilder einer Digoxinintoxikation zusammengestellt.

Extrakardiale Zeichen

Über Ursachen und Häufigkeit extrakardialer Symptome der Digitalisintoxikation ist vergleichsweise weniger bekannt als über kardiale Nebenwirkungen [34, 35] (Tabelle 4). Dies ist darauf zurückzuführen, daß meist nur retrospektive Studien vorliegen und Allgemeinsymptome, wie Müdigkeit und Schwäche, gastrointestinale Zeichen in Form von Inappetenz, Übelkeit oder Erbrechen in den ausgewerteten Krankenblättern entweder gar nicht oder nur unvollständig vermerkt werden. Ferner ist die Interpretation derart uncharakteristischer Erscheinungen bei den oft schwerkranken Patienten kompliziert und die Zuordnung zu einer Überdigitalisie-

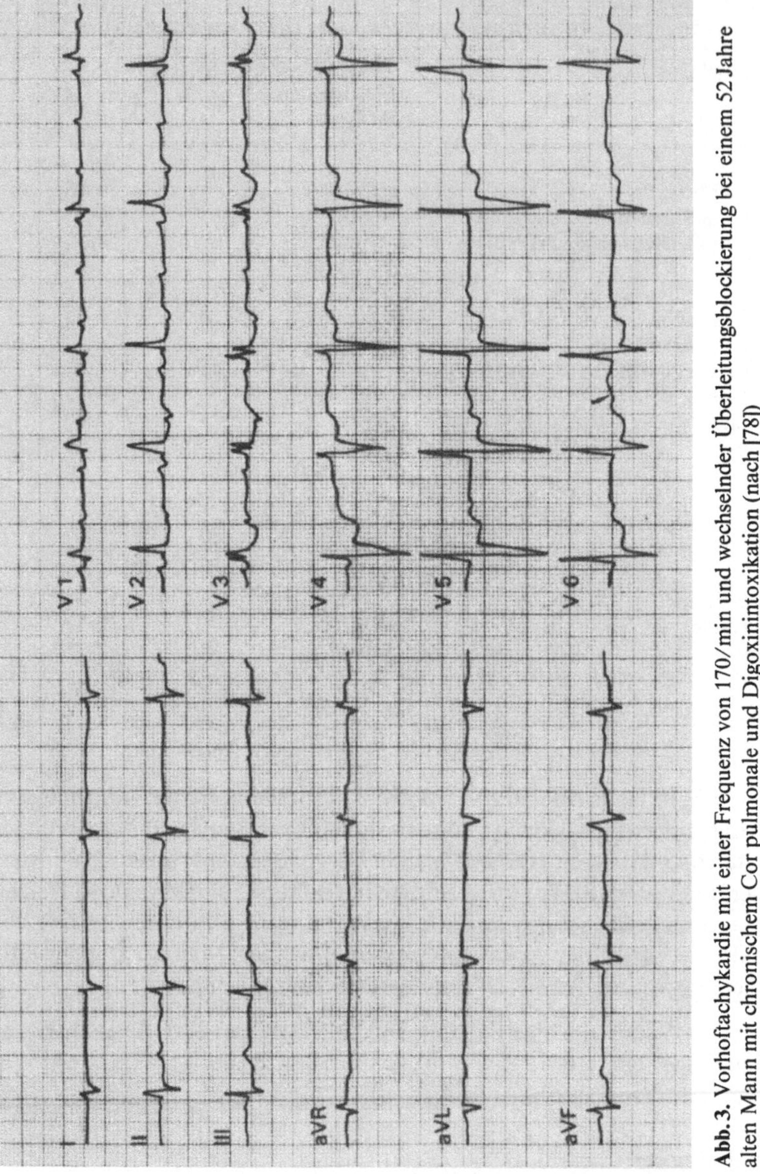

Abb. 3. Vorhoftachykardie mit einer Frequenz von 170/min und wechselnder Überleitungsblockierung bei einem 52 Jahre alten Mann mit chronischem Cor pulmonale und Digoxinintoxikation (nach [78])

rung teilweise unmöglich. Genauere Aufschlüsse über Art und Häufigkeit schwerer Digitalisintoxikationen erbrachten erst einzelne Untersuchungen der jüngsten Zeit.

Aus Frankreich wurden 2 Untersuchungen mit 45 und 70 Patienten bekannt, die nach einer massiven Einnahme von Digitoxin schwere Vergiftungserscheinungen entwickelten und auf Intensivstationen überwacht wurden [53]. Erbrechen trat in 86% auf, schwere psychotische Reaktionen entwickelten sich bei 30%, leichtere psychische Veränderungen bei weiteren 26%. Sehstörungen wurden bei nur 6%

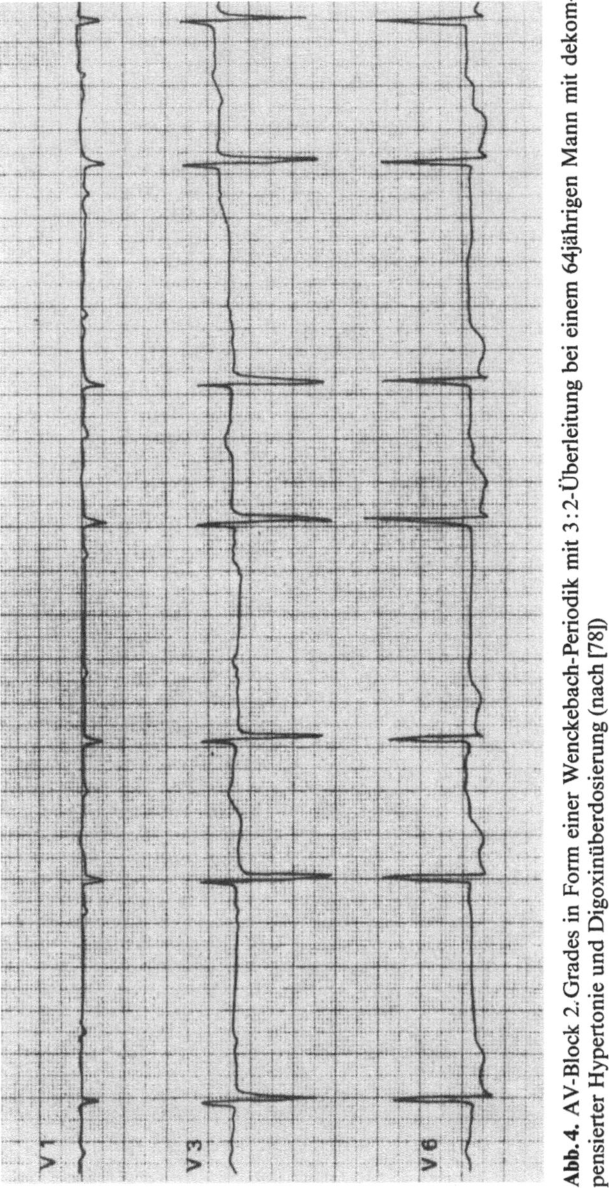

Abb. 4. AV-Block 2. Grades in Form einer Wenckebach-Periodik mit 3:2-Überleitung bei einem 64jährigen Mann mit dekompensierter Hypertonie und Digoxinüberdosierung (nach [78])

registriert. Alle Patienten gaben Müdigkeit und z.T. ausgeprägtes Schwächegefühl an.

Eine weitere Untersuchung stammt aus Holland und umfaßt 179 Patienten [53]. Die Betroffenen hatten über einen Zeitraum von etwa 10 Wochen falsch zusammengesetzte Digoxintabletten eingenommen. Sie enthielten nicht 0,25 mg Digoxin, sondern 0,05 mg Digoxin und 0,2 mg Digitoxin. 7 Patienten verstarben in unmittelbarem Zusammenhang mit kardialen Auswirkungen der Digitalisvergiftung.

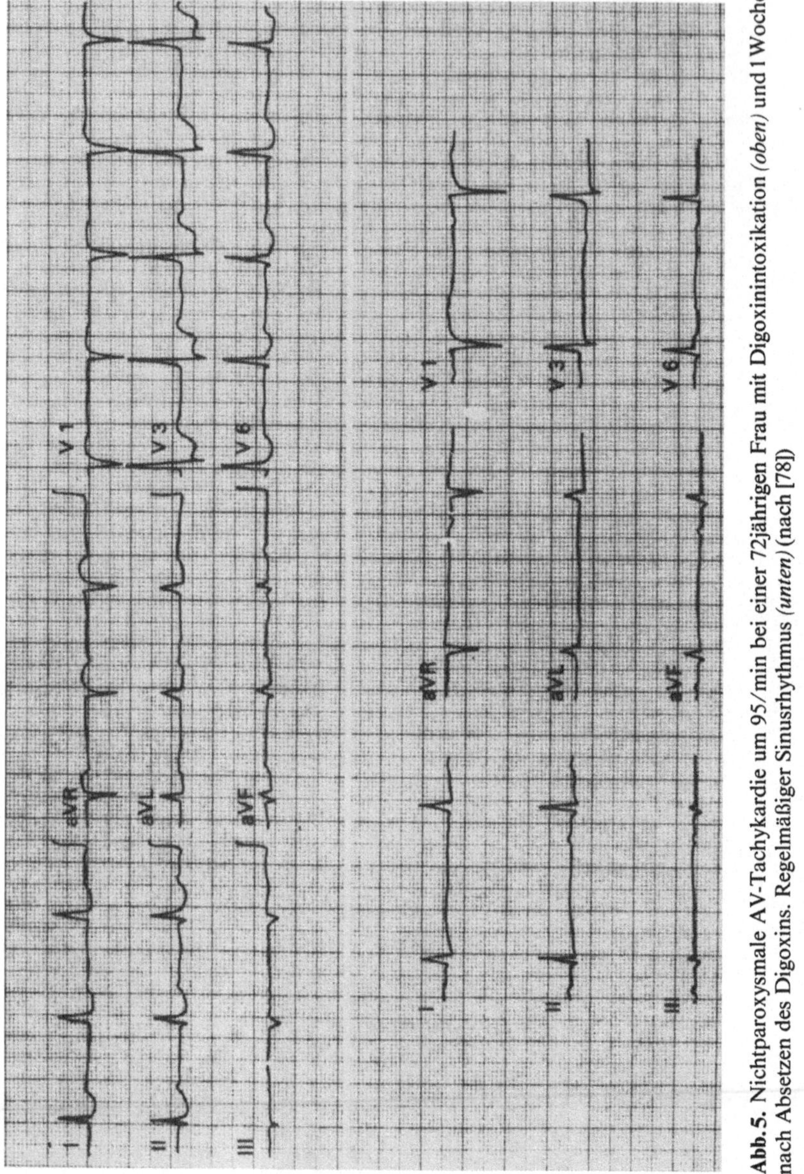

Abb. 5. Nichtparoxysmale AV-Tachykardie um 95/min bei einer 72jährigen Frau mit Digoxinintoxikation *(oben)* und 1 Woche nach Absetzen des Digoxins. Regelmäßiger Sinusrhythmus *(unten)* (nach [78])

95% klagten über akute Müdigkeit, 82% über erhebliche Muskelschwäche. Psychische Veränderungen wie Alpträume, Rastlosigkeit, Agitiertheit und Lustlosigkeit wurden bei 65% registriert. Halluzinationen wurden bei 12 Patienten und ein Delirium bei weiteren 4 Patienten beobachtet. Gastrointestinale Symptome (Inappetenz, Übelkeit und Erbrechen), fanden sich in 80% der Fälle. Abdominelle Schmerzen wurden von 65% der Patienten angegeben. Als Ursache wird eine funktionelle intestinale Ischämie diskutiert, die durch einen direkten vasokonstriktorischen Ef-

Tabelle 4. Extrakardiale Symptome der Digitalisintoxikation (nach [78])

Allgemeinsymptome
Müdigkeit
Allgemeine Schwäche
Gastrointestinale Symptome
Appetitlosigkeit
Übelkeit
Erbrechen
Durchfälle
Abdominelle Schmerzen
Zentralnervöse Symptome
Desorientiertheit
Unruhe
Schlaflosigkeit
Psychosen
Apathie
Schwindel
Sehstörungen

fekt von Digitalisglykosiden auf das arterielle intestinale Gefäßsystem zustande kommen soll.

Ein weiterer bemerkenswerter Befund war die Häufigkeit von Sehstörungen, die vorübergehend bei 95% der Patienten vorkamen (mangelnde Sehschärfe, verschwommenes Sehen, verändertes Farbsehen, entoptische Erscheinungen). Bei leichteren Intoxikationsverläufen wird in 6–20% über Sehstörungen geklagt.

Ausmaß und Häufigkeit von Farbsehstörungen sind heute mit psychophysikalischen Methoden quantifizierbar [1, 70]. Im Farnsworth's-Munsell-100-hue-Test wird das Diskriminierungsvermögen für Farben mit 84 Farbklötzchen geprüft, die bei gleichem Grauwert abgestuft das gesamte Spektrum des sichtbaren Lichts umfassen. Die Klötzchen sind auf der Rückseite kontinuierlich von 1–84 numeriert. Sie müssen entsprechend ihrer Farbabstufung sortiert werden. Ein optimales Ergebnis ist eine regelrechte Folge der Nummern 1–84. Ist die Diskriminierungsfähigkeit in einem Wellenlängenbereich herabgesetzt, kommt es zu Sortierfehlern. Der Score zu jedem Farbklötzchen ist durch die Summe der Rückennummerdifferenzen mit den beiden Nachbarn zu ermitteln (Beispiel: für Klötzchen 62: bei einer Folge ..., 61, 62, 63, ... /62–61/ + /62–63/ = 2). Die Ergebnisse werden so dargestellt, daß die Fehlerziffern als Längen von Radien abgetragen werden, die entsprechend ihrer Wellenlänge entgegen dem Uhrzeigersinn von Rot nach Violett einen Kreis bilden, der durch Purpur geschlossen wird. Ein optimales Ergebnis führt zu einem Kreis mit dem Radius 2. Eine Scorezahl > 2 führen zu Ausziehungen des Kreises in Richtung der jeweiligen Wellenlängen (Abb. 6).

Exemplarisch (Abb. 6) wird an 3 typischen Beispielen die Farbsehstörung dargestellt. Der Patient ohne Digoxin zeigt einen fast optimalen Plot. Patient 39 mit einer therapeutischen Digoxinserumkonzentration weist dagegen deutlich mehr Ausziehungen auf. Patient 45 mit einer toxischen Serumkonzentration läßt schwere generalisierte Farbsehstörungen erkennen. Die Fehlziffer („total error score") als Maß für den Schweregrad der Farbsehstörung steigt entsprechend von 20 über 132 auf

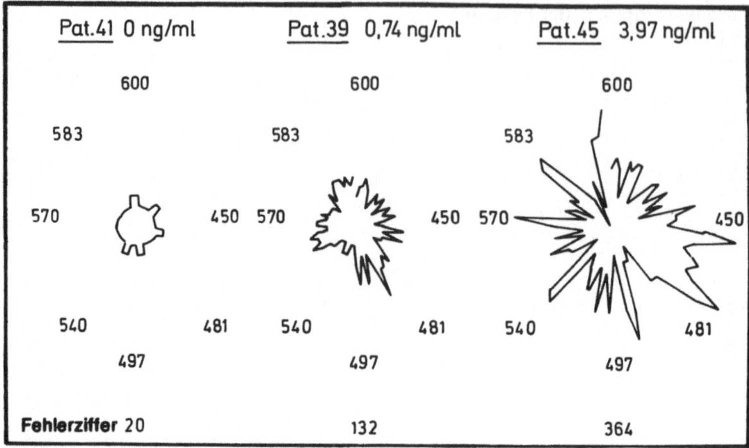

Abb. 6. Störungen des Farbunterscheidungsvermögens bei 3 Patienten unter einer Erhaltungstherapie mit Digoxin (nach [70])

Tabelle 5. Begünstigende Faktoren einer Digitalisintoxikation (nach [78])

1. Niereninsuffizienz
2. Hohes Lebensalter (> 65 J.)
3. Geringes Körpergewicht (< 65 kg)
4. Elektrolytstörungen:
   Hypokaliämie,
   Hyperkalzämie,
   (Hypomagnesiämie)
5. Hormonelle Einflüsse (Hypothyreose)
6. Schwere ischämische Herzerkrankung, Myokarditis, Cor pulmonale
7. Wechselwirkung mit anderen Medikamenten

364 an. Demnach nimmt die Schwere der Störungen im Farbunterscheidungsvermögen in Abhängigkeit von der Serumkonzentration zu. Im toxischen Konzentrationsbereich können für alle herzwirksamen Glykoside generalisierte Störungen im gesamten Wellenbereich auftreten. Bei therapeutischen Konzentrationen stehen Veränderungen im Blau-Grün-Bereich im Vordergrund. Die Häufigkeit des Auftretens beträgt im therapeutischen Bereich für Digoxin und Derivaten (0,5–1,5 ng/ml) 25% und für Digitoxin (5–25 ng/ml) 13% [1].

Begünstigende Faktoren für eine Digitalisintoxikation

In Tabelle 5 sind die Faktoren zusammengefaßt, die mit einem verminderten Glykosidbedarf oder einer eingeschränkten Glykosidtoleranz einhergehen und infolgedessen bei unzureichender Beachtung zu einer Digitalisintoxikation disponieren.

Niereninsuffizienz

Eine renale Insuffizienz stellt mit etwa 70% die häufigste Ursache der Digoxinintoxikation dar [50, 74]. Bei Anwendung von Strophanthin, Digoxin und Digoxinderivaten, die vorwiegend renal eliminiert werden, muß eine Einschränkung der Nierenfunktion zu einer verzögerten Glykosidausscheidung aus dem Organismus führen. Wird unter diesen Bedingungen die übliche tägliche Erhaltungsdosis nicht reduziert, so kommt es regelmäßig zu einem Anstieg des Plasmaspiegels in den toxischen Bereich und Entwicklung von klinischen Symptomen einer Digitalisintoxikation.

Bei jedem Patienten, der einer Dauerdigitalisierung unterzogen wird, sind daher Kontrollen der Kreatininclearance in regelmäßigen Abständen zu fordern. Die Kreatininclearance läßt sich in der ärztlichen Praxis mit Hilfe einfacher Größen annäherungsweise bestimmen und danach die tägliche Digitaliserhaltungsdosis festlegen. Die Clearanceberechnung erfolgt nach der Formel von Cockcroft u. Gault [15]:

$$\text{Kreatininclearance} = \frac{(140 - \text{Alter}) \cdot \text{Körpergewicht (kg)}}{72 \cdot \text{Serumkreatinin (mg/100 ml)}}$$

Lebensalter

Unbestritten ist, daß Patienten mit einem Lebensalter über 65 Jahre bei Verwendung üblicher Erhaltungsdosen von Digoxin und Digitoxin häufiger Intoxikationen aufweisen als jüngere Patienten [50, 64, 71]. Mit höherem Lebensalter nimmt die Kreatininclearance und damit auch die Clearance von Digoxin und seinen Derivaten ab. Damit verstärkt sich die Neigung zur stärkeren Digoxinkumulation. Ferner wird mit der altersbedingten Abnahme der fettfreien Muskelmasse der Verteilungsraum für Digoxin und Digitoxin verringert [71].

Gewicht

Patienten mit einem niedrigen Körpergewicht verfügen über einen kleineren Verteilungsraum und benötigen demzufolge eine geringere Glykosiddosis als Patienten mit hohem Gewicht und damit umfangreicherem Verteilungsraum [50, 64, 77]. Es sei darauf hingewiesen, daß in die Berechnung der Kreatininclearance als Kriterium der renalen Digoxinelimination gemäß der erwähnten Formel von Cockcroft u. Gault nicht nur das Alter, sondern auch das Körpergewicht eingeht.

Glykosidtoleranz

Geläufig ist die Abnahme der Glykosidtoleranz infolge einer Hypokaliämie. Praktische Bedeutung erlangt die Hypokaliämie besonders bei Patienten, die mit Diuretika behandelt werden [42]. Auch Laxanzienabusus führt regelhaft zu einem Kaliumverlust. In Zusammenhang mit der chronischen Applikation von Diuretika oder Laxanzien schließt eine normale Konzentration des Serumkaliums keineswegs eine beträchtliche Verminderung des Gesamtkörperkaliums aufgrund intrazellulärer Kaliumdefizite aus. Deshalb muß bei einer Therapie mit Saluretika eine ausreichende Kaliumsubstitution gewährleistet sein, sofern nicht antikaliuretische Diuretika, z. B. Aldosteronantagonisten, verwendet werden.

Auch eine Hyperkalzämie erhöht das Risiko einer Digitalisintoxikation, möglicherweise infolge einer Interferenz des Kalziums mit der ($Na^{+}+K^{+}$)-ATPase oder der Digitalisbindung am Myokard.

Ferner wird ein Magnesiummangel als Ursache einer erhöhten myokardialen Glykosidempfindlichkeit erwogen [80]. So wurde berichtet, daß Patienten mit Überdigitalisierungen vergleichsweise häufiger eine Hypomagnesiämie hatten als Patienten ohne Intoxikationszeichen und daß mit der parenteralen Gabe von Magnesium in solchen Fällen ein antiarrhythmischer Effekt zu erzielen war [91].

Es entspricht allgemeiner klinischer Erfahrung, daß Patienten mit schwerer ischämischer Herzerkrankung, Myokarditis, ausgeprägter Kardiomegalie oder mit chronisch-respiratorischer Insuffizienz eine herabgesetzte Glykosidtoleranz aufweisen und daher in hohem Maße zu Digitalisintoxikationen, vornehmlich in Form tachykarder ventrikulärer oder supraventrikulärer Rhythmusstörungen, neigen. Die genannten Krankheiten gehen durchwegs mit einer diffusen oder zumindest regionalen Myokardhypoxie einher. Hypoxie und Acidose bewirken einen Kaliumverlust der Herzmuskelzellen und senken so die Schwelle für heterotope Reizbildungen [79].

Durch Baum et al. [5] wurde auch bei nichtdiuretisch behandelten Patienten mit chronischem Cor pulmonale und globaler respiratorischer Insuffizienz eine Verminderung des Gesamtkörperkaliums ermittelt, die auf einen intrazellulären Kaliummangel zurückzuführen war.

Auch Patienten mit einer Hypothyreose sind besonders digitalisempfindlich. Doherty et al. [21] fanden bei Hypothyreosen erhöhte Digoxinplasmakonzentrationen. Als mögliche Ursache wird eine Änderung des Verteilungsvolumens durch Schilddrüsenhormone diskutiert.

Der herabgesetzten Glykosidtoleranz dieser Erkrankungen ist dadurch zu begegnen, daß die Digitaliserhaltungsdosis niedrig gehalten wird.

Interaktionen mit anderen Pharmaka

Da die Anwendung eines Herzglykosids als Monotherapie heute nicht die Regel, sondern eher eine Ausnahme darstellt, sind Interaktionen zwischen anderen Arzneimitteln und Herzglykosiden mit ihrer geringen therapeutischen Breite zu erwarten [47]. Auffallend ist aber, daß über die klinische Relevanz derartiger Wechselwirkungen relativ wenig bekannt ist, obwohl herzwirksame Glykoside zu den 5 am häufigsten verordneten Medikamenten gehören. Zur Beurteilung ihrer klinischen Bedeutung ist eine Einteilung nach der Häufigkeit ihres Auftretens im therapeutischen Dosierungsbereich und ihrer Gefährlichkeit und den sich daraus ergebenden praktischen Konsequenzen notwendig. Viele beobachtete Interaktionen sind aus tierexperimentellen Befunden abgeleitet worden und dürfen wegen der großen Speziesunterschiede nicht kritiklos auf den Menschen übertragen werden. Andere gehen wiederum nur auf eine zufällige Beobachtung eines oder einiger weniger Fälle

Tabelle 6. Interaktionen zwischen Digoxin/Digitoxin und anderen Pharmaka. Wechselwirkungen mit Digoxin betreffen hauptsächlich Resorption, Verteilung und Ausscheidung, die mit Digitoxin Metabolismus und enterohepatischen Kreislauf

Pharmakon	Konzentration		Wirkung	
	Digoxin	Digitoxin	Digoxin	Digitoxin
Magen-Darm-Trakt				
Propanthelin	↑	–	↑?	–
Metoclopramid	↓	–	↓?	–
Aktivkohle	↓	↓	↓	↓
Kaolin-Pectin	↓	↓	↓	↓
Cholestyramin	↓	▼	↓	▼
Antazida	↓?	–	↓?	–
Zytostatika	▼	–	▼	–
Neomycin	↓	–	↓	–
Sulfasalazin	↓	–	↓	–
Metabolismus				
Phenobarbital	–	↓	–	↓?
Phenylbentazon	–	↓	–	↓?
Diphenylhydantoin	–	↓	–	↓
Rifampicin	–	↓	–	↓
Spironolacton	↑?	↓	–	–
Verteilung, Ausscheidung				
Chinidin	▲	↑	▲	↑?
Verapamil	↑	–?	↑?	–?
Nifedipin	↑	–?	↑?	–?

– keine
↑ Konzentration erhöht, Wirkung evtl. verstärkt
▲ Konzentration stärker erhöht, Wirkung verstärkt, klinisch wichtig
↓ Konzentration erniedrigt, Wirkung evtl. abgeschwächt
▼ Konzentration stärker erniedrigt, Wirkung abgeschwächt, klinisch wichtig

zurück und sind häufig nur unzureichend dokumentiert, so daß die Prüfung ihrer letztlich klinischen Relevanz relativ schwierig ist. Bei Kenntnis von Pharmakokinetik und Pharmakodynamik der zu verordnenden Pharmaka kann man andererseits viele Interaktionsmöglichkeiten schon vorhersehen und durch geeignete Maßnahmen vermeiden. Auf einige klinisch wichtige Wechselwirkungen, die entweder zu einer Unterdigitalisierung oder zu einer Intoxikation führen können, soll näher eingegangen werden. Anlaß für die Entdeckung bislang unbekannter Wechselwirkungen war die Einführung des Radioimmunoassays vor mehr als 10 Jahren und die damit möglich gewordene Bestimmung der Konzentrationen in Serum und Urin. In Tabelle 6 sind pharmakokinetische und pharmakodynamische Interaktionen zwischen Pharmaka und Herzglykosiden zusammengefaßt. Sie können entweder zu einer Wirkungsminderung oder Wirkungszunahme führen.

Pharmakokinetische Wechselwirkungen

Interaktionen im Magen-Darm-Trakt

Interaktionen zwischen Herzglykosiden und anderen Pharmaka im Gastrointestinaltrakt sind besonders durch Veränderungen der pH-Verhältnisse, durch Motilitätsunterschiede, durch chemische Bindungsphänomene sowie durch Schädigung der Darmschleimhaut bedingt [46].

Azidität und Alkalität von Magen- und Darmsaft können chemische Veränderungen am Wirkstoff induzieren, die zu einer Beeinträchtigung der Resorption und/oder zu einer Wirkungsabnahme des applizierten Arzneimittels führen. Allgemein bekannt ist die hydrolytische Abspaltung der Digitoxosen von Digoxin, β-Methyldigoxin, β-Acetyldigoxin und Digitoxin im sauren Magensaft (pH < 2) [48]. Bei gesunden Versuchspersonen, die nach Stimulation der Magensäureproduktion mit Pentagastrin tritiummarkiertes Digoxin eingenommen hatten, wurde der weitaus größte Teil der Gesamtradioaktivität in der Magenflüssigkeit und im Urin als Digoxin identifiziert [31].

In vivo konnte gezeigt werden, daß bei Gabe einer Einzeldosis von Digoxin die Resorptionsgeschwindigkeit und Resorptionsquote (Bioverfügbarkeit) unter einer Antazidatherapie abnehmen [11]. Auch in diesem Fall ist die klinische Bedeutung dieser Interaktion zweifelsfrei nicht bewiesen, da unter Steady-state-Bedingungen die Serumkonzentrationen nicht signifikant verändert sind [93]. Ein Zeitintervall zwischen Antazida- und Digoxineinnahme würde eine evtl. eintretende Interaktion vollständig eliminieren.

Anticholinergika, einige Antihistaminika, Sympathomimetika, Antihypertonika und Sedativa können die Motilität und die Entleerungsgeschwindigkeit des Magen-Darm-Trakts beeinflussen. Unter Metoclopramid (30 mg tgl. über 10 Tage) sank die mittlere Steady-state-Plasmakonzentration von 0,72 ng/ml auf 0,46 ng/ml ab, dagegen stieg die Digoxin-Plasmakonzentration von 1,02 ng/ml auf 1,33 ng/ml unter Propanthelin (45 mg tgl. über 10 Tage) an [59, 60]. Da derartige Wechselwirkungen nicht bei Digoxinlösungen beobachtet wurden, dürfte dieser Interaktion bei den heute verwendeten Digoxinpräparaten mit hoher Bioverfügbarkeit keine klinische Bedeutung zukommen.

Aktivkohle und Kaolin-Pectin vermindern ebenfalls die Resorptionsquote von Herzglykosiden [13, 63]. Die Interaktion mit Cholestyramin ist insbesondere bei der Behandlung einer Digitoxinintoxikation klinisch wichtig, da Digitoxin wegen seines enterohepatischen Kreislaufs noch einige Stunden nach der Einnahme gebunden werden kann. Die Halbwertszeit des Digitoxins wird auf weniger als 20 h gesenkt, wenn alle 6 Stunden 8 g Cholestyramin eingenommen werden [2]. Erst bei Erreichen therapeutischer Konzentrationen scheint Cholestyramin unwirksam zu sein. Auch hier gilt wieder, daß bei Berücksichtigung der zeitlichen Differenz zwischen Einnahme des Austauschharzes, Kaolin-Pectin oder Aktivkohle und Herzglykosids mit Interferenzen nicht zu rechnen ist.

Die zytostatische Kombinationstherapie nach de Vita mit Cyclophosphamid, Oncovin, Procarbazin und Prednisolon führt zu einer deutlichen Abnahme der Resorptionsgeschwindigkeit [47, 48]. Der maximale Digoxin-Plasmaspiegel liegt nach einmaliger Gabe von 0,8 mg Novodigal mit 2,2 ng/ml gegenüber 3,7 ng/ml vor der

Zytostase deutlich niedriger und wird zudem erst zu einem späteren Zeitpunkt erreicht (Abb. 7). Die Fläche unter der Plasma-Konzentrationszeitkurve als Maß für die Resorptionsquote ist mit 468 ng/ml · min gegenüber 638 ng/ml · min vor der Therapie deutlich reduziert. Auch die mittleren Digoxinplasmaspiegel bei Patien-

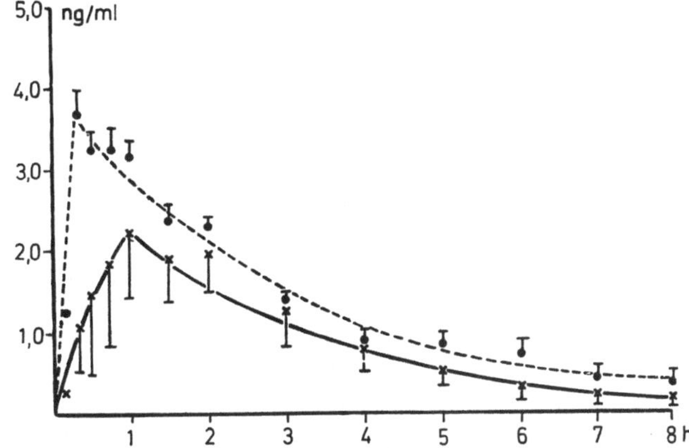

Abb. 7. Mittlere Digoxin-Plasmakonzentrationen (ng/ml ± SEM) bei 3 Patienten mit einem Hodgkin-Lymphom nach einmaliger Gabe von 0,8 mg *β*-Acetyldigoxin p.o. vor der zytostatischen Therapie (●——●) und 24 h nach der 1. COPP-Gabe (x——x) (nach [47])

Tabelle 7. Mittlere Steady-state-Digoxin-Plasmaspiegel (ng/ml ± SD) und mittlere renale Digoxinausscheidung (μg/Tag ± SD) unter täglicher oraler Gabe von 0,3 mg *β*-Acetyldigoxin. *C* Cyclophosphamid, *O* Oncovin, *P* Prednison, *PP* Prednison + Procarbazin

Patient	Vor Therapie	1. COPP-Schema	2. COPP-Schema	Intervall
Plasma				
J.B.	0,74 ± 0,04	0,38 ± 0,11	0,36 ± 0,026	0,76 ± 0,04
O.N.	0,74 ± 0,11	0,26 ± 0,08	0,52 ± 0,04	0,79 ± 0,08
A.F.	0,90 ± 0,08	0,51 ± 0,10	0,48 ± 0,17	0,73 ± 0,17
J.G.	1,39 ± 0,16	0,73 ± 0,25	0,49 ± 0,12	1,07 ± 0,09
Urin				
O.N.	nicht bestimmt	134 ± 53	114 ± 34	194 ± 26
A.F.	106 ± 23,5	34 ± 14	56 ± 37	nicht bestimmt
J.G.	147 ± 4,1	99 ± 14	94 ± 19	nicht bestimmt

Patient	Vor Therapie	1. COP-Schema	Intervall	2. COP-Schema
Plasma				
M.X.	1,61 ± 0,18	0,56 ± 0,04	0,79 ± 0,09	0,43 ± 0,11
W.K.	1,23 ± 0,22	0,68 ± 0,15	1,10 ± 0,20	0,70 ± 0,16
I.B.	1,78 ± 0,15	1,10 ± 0,22	1,78 ± 0,13	1,01 ± 0,26
X.B.	0,99 ± 0,14	0,66 ± 0,16	0,78 ± 0,13	nicht bestimmt
Urin				
M.X.	173 ± 5,3	72,7 ± 19,1	139 ± 20,3	90,4 ± 34,6
W.K.	181 ± 30,5	116,0 ± 21,0	198 ± 41,0	nicht bestimmt
I.B.	156 ± 20,9	75,6 ± 12,2	155 ± 30,0	nicht bestimmt
X.B.	112 ± 20,5	53,4 ± 13,0	nicht bestimmt	nicht bestimmt

ten, die unter einer Dauertherapie mit täglich 0,3 mg β-Acetyldigoxin standen, sind während der 14tägigen zytostatischen Therapie um 50% niedriger als vor Beginn der Therapie (Tabelle 7). Gleichzeitig ist die Glykosidausscheidung während der zytostatischen Therapie auf die Hälfte herabgesetzt. Demgegenüber sind die Steady-state-Glykosidspiegel im Plasma und die tägliche renale Glykosidausscheidung bei Patienten, die mit Digitoxin behandelt wurden, durch die zusätzliche Zytostatikagabe nicht beeinträchtigt (Tabelle 8). Es darf als gesichert angesehen werden, daß sowohl Resorptionsgeschwindigkeit als auch Resorptionsquote von Digoxin und Derivaten durch die zytostatische Therapie deutlich durch eine reversible Schädigung der Mukosa reduziert werden. Dagegen scheint die Diffusion des Digitoxins trotz Alteration der Schleimhäute nicht gestört zu sein. Bei Digitalisierung von Tumorpatienten unter zytostatischer Therapie ist deshalb eine Bestimmung der Digoxinkonzentration im Serum empfehlenswert. Eine Schädigung der Darmschleimhaut durch Neomycin, Diphenylhydantoin, Paraaminosalizylsäure und Sulfasalazin scheint auch die Ursache für die erniedrigte Digoxinkonzentration im Serum bei gleichzeitiger Gabe von Digoxin zu sein [13, 43, 49, 56].

Tabelle 8a und b. Mittlere Steady-state-Digitoxin-Plasmaspiegel (ng/ml ± SD) und mittlere renale Digitoxinausscheidung (µg/Tag ± SD) unter täglicher oraler Gabe von 0,1 mg 0,1 mg Digitoxin. *C* Cylophosphamid, *O* Oncovin, *P* Prednison, *PP* Prednison + Procarbazin

Patient	vor Zytostase	1. COPP-Schema	2. COPP-Schema	Intervall
Plasma (ng/ml ± SD)				
B.M.	5,4 ± 1,0	4,3 ± 0,5	5,5 ± 0,8	4,8 ± 0,7
I.L.	13,7 ± 3,8	12,8 ± 3,4	15,1 ± 4,8	nicht bestimmt
J.X.	20,4 ± 0,9	16,7 ± 1,5	19,8 ± 2,3	18,4 ± 2,6
G.I.	12,4 ± 1,4	11,3 ± 0,5	14,0 ± 2,2	nicht bestimmt
K.C.	18,5 ± 3,1	19,9 ± 1,7	16,3 ± 3,1	17,8 ± 2,8
C.I.	15,7 ± 2,2	14,7 ± 1,2	16,0 ± 0,6	nicht bestimmt
Urin (µg/Tag ± SD)				
B.M.	15,7 ± 2,7	15,0 ± 4,2	15,8 ± 6,3	15,3 ± 3,8
I.L.	25,8 ± 7,7	31,1 ± 9,8	31,7 ± 4,1	nicht bestimmt
J.X.	8,0 ± 2,6	9,0 ± 4,1	10,1 ± 2,1	8,4 ± 3,4
G.I.	19,2 ± 4,3	18,7 ± 6,7	19,2 ± 3,2	nicht bestimmt
K.C.	24,2 ± 4,9	20,3 ± 2,5	19,6 ± 4,7	19,8 ± 3,1
a C.I.	16,7 ± 2,8	19,5 ± 5,5	19,4 ± 4,2	nicht bestimmt

Patient	vor Zytostase	1. COP*-bzw. COAP**-Gabe	Intervall	2. COP-bzw. COAP-Gabe
Plasma (ng/ml ± SD)				
K.E.*	6,5 ± 1,9	7,3 ± 1,7	6,1 ± 1,4	6,9 ± 2,4
F.I.*	6,4 ± 1,2	7,7 ± 0,2	7,4 ± 1,0	9,1 ± 0,3
M.T.**	7,3 ± 1,4	8,4 ± 0,8	8,4 ± 1,7	nicht bestimmt
N.J.**	13,7 ± 2,8	9,0 ± 2,0	11,0 ± 2,3	8,6 ± 1,7
Urin (µg/Tag ± SD)				
K.E.	16,7 ± 6,1	20,2 ± 4,8	19,5 ± 2,7	17,9 ± 6,8
F.I.	15,3 ± 4,6	19,3 ± 5,3	10,8 ± 3,1	28,2 ± 7,4
M.T.	21,6 ± 4,1	25,0 ± 6,1	17,4 ± 4,6	nicht bestimmt
b N.J.	20,1 ± 3,6	15,3 ± 2,3	16,6 ± 7,8	14,5 ± 1,9

Interaktionen an Proteinbindungsstellen

Die niedrige Eiweißbindung (max. 20%) von Digoxin und Derivaten gegenüber Digitoxin mit einer Albuminbindung von mehr als 90% ist für mögliche Interaktionen mit anderen Pharmaka ohne klinische Bedeutung. Das gleiche gilt weitgehend für das durch hydrophobe Wechselwirkungen an Albumin gebundene Digitoxin, das im therapeutischen Dosierungsbereich durch anionisch gebundene Pharmaka wie Phenylbutazon, Warfarin, Tolbutamid, Sulfadimethoxin und Clofibrat nicht verdrängt wird [54]. Erst extrem hohe In-vitro-Konzentrationen von Phenylbutazon, Warfarin und Tolbutamid sind dazu wahrscheinlich bei Konformationsänderung des Albuminmoleküls in der Lage. Ferner ist die von Digitoxin unter Steady-state-Bedingungen im Intravasalraum befindliche Menge von ca. 6% des Körperbestandes zu gering und bei Änderung der Proteinbindung ohne klinische Bedeutung. Es kann nur zu einer vorübergehend meßbaren Zunahme des ungebundenen Anteils im Plasma kommen. Unter diesem Gesichtspunkt ist die Interaktion zwischen Digitoxin und Heparin mit Anstieg der freien Konzentration von 2,5 auf 6,9% zu sehen [89]. Jedoch ist bei längerer Heparinanwendung durch raschere Elimination des freien Digitoxins mit einer Erniedrigung der Gesamtkonzentration an Digitoxin zu rechnen.

Interaktionen im Stoffwechsel

Die als Enzyminduktoren der mischfunktionellen Oxydasen der Leber bekannten Substanzen Phenobarbital, Phenylbutazon, Diphenylhydantoin, Rifampicin und Spironolacton vermögen den Digitoxinserumspiegel in den subtherapeutischen Bereich zu senken. Eine vorausgehende Behandlung mit Phenobarbital führt zu einer Stimulierung der C_{12}-Hydroxylierung des Digitoxins zum Digoxin und damit zu einer deutlichen Verkürzung der Digitoxinhalbwertszeit von 7,8 auf 4,5 Tage [41]. Bei gleichzeitiger Gabe von Rifampicin ist die Bildung wasserlöslicher, weniger herzaktiver Metaboliten erhöht und die Wirksamkeit des Digitoxins vermindert [66, 67, 98]. Spironolacton führt zu einer signifikanten Abnahme der Elimination des unveränderten Digitoxins bei Zunahme der Ausscheidung wasserlöslicher Metaboliten [97]. Eliminationshalbwertszeit und Verteilungsvolumen des Digitoxins sind reduziert. Auch Phenylbutazon senkt ähnlich wie Phenobarbital oder Rifampicin den Digitoxinspiegel im Plasma [96]. Die mit Hilfe der Gleichgewichtsdialyse gemessene Proteinbindung des Digitoxins war während der gesamten Untersuchungsperiode unverändert. Die Ursache dieser Wechselwirkung liegt, entgegen der früher angenommenen Verdrängung des Digitoxins aus seiner Plasmaeiweißbindung, in einer verstärkten Metabolisierung durch Enzyminduktion [86].

Interaktionen bei der Verteilung und während der renalen Ausscheidung

Digoxin und Derivate werden primär glomerulär filtriert. Änderungen tubulärer Mechanismen bei Diabetes insipidus scheinen die renale Ausscheidung von Digoxin nicht signifikant zu verändern. Untersuchungen über Interaktionen zwischen

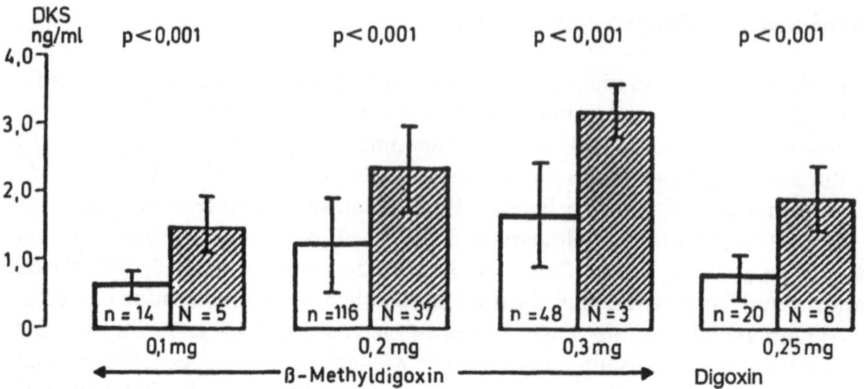

Abb. 8. Digoxin-Serumkonzentrationen ohne □ und mit Chinidin ▨ · 1000 mg Chinidin tgl. (nach [19])

Furosemid und Digoxin führten zu unterschiedlichen Ergebnissen [12, 61, 62, 76, 92]. Teilweise wird über eine Erhöhung, teilweise über eine unveränderte oder sogar verminderte Digoxinelimination bei gleichzeitiger Furosemidgabe berichtet. Die chronische orale Gabe von Furosemid bewirkt keine signifikante Änderung des Digoxinspiegels oder der renalen Digoxinausscheidung [12, 81]. Akute Änderungen des Digoxinplasmaspiegels nach intravenöser Gabe hoher Furosemiddosen dürften klinisch kaum ins Gewicht fallen. Kaliumsparende Diuretika beeinflussen nach bisherigen Untersuchungen die glomeruläre Filtration des Digoxins ebenfalls nicht. Gleichzeitige Gabe von Spironolacton führt durch eine Hemmung der aktiven tubulären Sekretion zu einem Anstieg des Digoxinplasmaspiegels [87, 94]. Bei Schilddrüsenerkrankungen soll die Digoxinelimination neben einer Veränderung des Verteilungsvolumens ebenfalls beeinflußt werden [33].

Eine erst in den vergangenen Jahren erkannte Wechselwirkung ist die zwischen Digoxin und Chinidin [19, 24, 52]. Erste Hinweise ergaben erhöhte Digoxinplasmaspiegel bei gleichzeitiger Chinidinapplikation (Abb. 8). Die Ursache dieser Interaktionen ist noch nicht endgültig geklärt. Es werden zwei Mechanismen diskutiert:

1. Eine langsamere Elimination von Digoxin durch Reduktion der renalen und extrarenalen Ausscheidung und/oder
2. eine Verringerung des Verteilungsvolumens durch Verdrängung von Digoxin aus spezifischen und unspezifischen Bindungen im Gewebe.

Eine Abnahme der Digoxinclearance als alleinige Ursache kann den akuten Anstieg der Digoxinplasmakonzentration nach der Chinidingabe nicht erklären [14, 24]. Zusätzlich wird über eine Abnahme des Verteilungsvolumens unter der Chinidingabe berichtet [36]. In tierexperimentellen Untersuchungen beim Hund führte Chinidin zu einer deutlichen Verringerung der Digoxinkonzentrationen in der Skelettmuskulatur, so daß auch eine Rückverteilung aus der Muskulatur, dem Hauptverteilungsraum, als Ursache anzusehen ist [22]. Es wird vermutet, daß Nebenwirkungen, die bisher dem Chinidin angelastet wurden, dem Digoxin allein oder der Kombination Digoxin/Chinidin zuzuschreiben sind und daher die Digoxinerhaltungsdosis bei einer Chinidindosis von 500–1 000 mg tgl. um ⅓–½ zu reduzieren ist [65]. Für Digitoxin ist die erhöhte Kumulationsgefahr bei gleichzeitiger Chinidingabe geringer. Bei einer Erhaltungsdosis von 0,1 mg Digitoxin tgl. stieg unter der gleichzeitigen Applikation von 750 mg Chinidinbisulfat die Steady-state-Digitoxinkonzentrationen im Serum von $17{,}0 \pm 3{,}2$ ng/ml auf $22{,}4 \pm 4{,}2$ ng/ml an. Die Digitoxinplasmakonzentrationen blieben aber im therapeutischen Bereich. Neben einer Verlängerung der Serumhalbwertszeit von $7{,}6 \pm 1{,}6$ auf $10{,}8 \pm 2{,}1$ Tage waren die Digitoxineiweißbindung und die renale Digitoxinausscheidung nicht entscheidend verändert [68].

Inwieweit auch andere Antiarrhythmika zu einer Erhöhung des Glykosidspiegels führen können, ist bisher nicht ausreichend geklärt. Unter Berücksichtigung der geringen Fallzahlen scheint dieses für Lidocain, Disopyramid, Ajmalin, Apridin oder Procainamid nicht zuzutreffen [19, 52]. Dagegen scheinen Amiodarone, Verapamil und Nifedipin, die häufig bei chronischem Vorhofflimmern in Kombination mit Herzglykosiden eingesetzt werden, ebenfalls zu einer Erhöhung der Digoxinplasmakonzentrationen zu führen [9, 44].

Pharmakodynamische Wechselwirkungen

Änderung der Schilddrüsenfunktion

Hyperthyreote Patienten benötigen mehr Digoxin und Digitoxin als euthyreote und hypothyreote weniger als euthyreote Patienten [17, 23, 30]. Die angeführten Ursachen wie veränderte Gewebsverteilung, renale Ausscheidung und Metabolisierung sind bislang unbestätigte Theorien [20, 23, 51, 83]. Es ist vielmehr als wahrscheinlich anzunehmen, daß Schilddrüsenhormone eine direkte Wirkung auf die Herzmuskulatur besitzen und damit die Ansprechbarkeit der Muskelzelle auf Herzglykoside verändern.

Trotz Mangel an Kenntnissen über den ursächlichen Mechanismus sollte aber der Zustand der Schilddrüse bei der Dosisfindung genau bekannt sein. Wird bei einem Hypothyreodismus eine Substitutionstherapie durchgeführt, so ist die Digitalisdosis häufig zu erhöhen. Umgekehrt wird man bei der Behandlung eines Hyperthyreoidismus mit Thyreostatika die erhöhte Ansprechbarkeit des Myokards zu beachten haben und die Dosis entsprechend reduzieren.

Interaktionen am Herzglykosidrezeptor

Direkte Wechselwirkungen zwischen Herzglykosiden und anderen Pharmaka an der $(Na^+ + K^+)$-aktivierbaren ATPase der Zellmembran sind bei therapeutischer Gabe von Diphenylhydantoin oder Kalium gegeben. Zwar kann Diphenylhydantoin ebenso wie Herzglykoside die $(Na^+ + K^+)$-ATPase hemmen, doch die Rezeptoraffinität von Diphenylhydantoin ist mit einer Dissoziationskonstanten von 10^{-4} mol deutlich geringer als die von Digoxin mit 10^{-8} mol [26]. Somit könnte die günstige Wirkung von Diphenylhydantoin auf digitalisinduzierte Rhythmusstörungen z.T. auf einer Verdrängung der Herzglykoside von ihrem Rezeptor beruhen. Ferner wird durch Diphenylhydantoin die AV-Überleitung verbessert [10].

Die günstige Wirkung von Kalium auf die digitalisbedingten Herzrhythmusstörungen scheint ebenfalls auf einer Verdrängung des Herzglykosids von seinem Rezeptor zu beruhen. Umgekehrt ist bei Kaliummangel die Herzglykosidrezeptorbindung erhöht, was zu einer erhöhten Digitalisempfindlichkeit führen kann.

Ferner könnte die direkte synergistische Wirkung zwischen Kalzium und Herzglykosiden durch eine Erhöhung der Rezeptoraffinität zu den Digitalisglykosiden bedingt sein [25]. Eine indirekte Wechselwirkung ist die zwischen Digitalis und kaliuretischen Diuretika (Benzothiadiazinderivate und analog wirkende Verbindungen, Schleifendiuretika), die mit einem Kalium- evtl. auch einem Magnesiummangel einhergehen und damit eine Digitalisintoxikation begünstigen können. Diese gefährliche Wechselwirkung kann durch Kontrolle des Kalium- und Magnesiumspiegels und – wenn notwendig – durch Substitution vermieden werden. Andere Pharmaka, wie Laxanzien, Kortikosteroide, ACTH, Glucoseinfusionen, Carbenoxolon, Lakritze, Amphotericin B, Penicillin und Salicylate können ebenfalls zu einem Kalium- oder Magnesiumverlust führen. Zu beachten ist insbesondere ein Kaliumverlust bei chronischem Laxanzienabusus.

Elektrophysiologische Veränderungen

Pharmakodynamische Interaktionen zwischen Herzglykosiden und anderen Pharmaka können auch durch direkte oder indirekte Veränderungen der Reizbildung hervorgerufen werden. So steigern z. B. Sympathomimetika die bathmotrope Wirkung der Herzglykoside und begünstigen das Auftreten von Rhythmusstörungen [6, 84]. Auch Reserpin kann über eine Katecholaminfreisetzung bei digitalisierten Patienten zu Rhythmusstörungen führen [18, 57]. Ebenso sind bei parenteraler Gabe von Succinylcholin an digitalisierte Patienten Rhythmusstörungen beobachtet worden [37]. Der Mechanismus dieser Interaktion ist noch nicht vollständig geklärt. Es wird vermutet, daß er auf einer plötzlichen Freisetzung von Katecholaminen oder einem plötzlichen Kaliumausstrom aus der Zelle in den Extrazellulärraum beruht.

Schließlich sind Interaktionen zwischen Digitalis und solchen Antiarrhythmika (Ca-Antagonisten, β-Rezeptorenblocker) zu erwähnen, die primär die Funktion des Sinusknotens und die AV-Überleitung synergistisch beeinflussen. Andererseits können β-Blocker aber glykosidinduzierte tachykarde Rhythmusstörungen günstig beeinflussen [58] bzw. deren negativ inotrope Wirkung kann durch Herzglykoside aufgehoben werden [16]. Daraus darf nicht abgeleitet werden, β-Blocker mit Digitalis zu kombinieren.

Literatur

1. Alken RG, Schnabel T, Krüger CJ, Baier M (1980) Retinal effects of digoxin in man. Naunyn Schmiedebergs Arch Pharmacol 313: R59
2. Anschütz F, Demers HG, Pabst J (1981) Cholestyraminbehandlung einer schweren Digitoxinvergiftung. In: Kochsiek K, Rietbrock N (Hrsg) Digitalistherapie bei Herzinsuffizienz. Urban & Schwarzenberg, München Wien Baltimore S 159–162
3. Arnim T von, Krawietz W, Vogt W, Erdmann E (1980) Is the determination of serum digoxin concentration useful for the diagnosis of digitalis toxicity? Int J Clin Pharmacol Ther Toxicol 18: 261–268

4. Baligadoo S, Chiche P (1981) Frequency of toxicity of digitoxin and factors predisposing to toxicity in ambulatory patients: A multifactorial correspondence analysis of 2120 outpatients. In: Kochsiek K, Rietbrock N (Hrsg) Digitalistherapie bei Herzinsuffizienz. Urban & Schwarzenberg, München Wien Baltimore, S 118–126
5. Baum GL, Dick MM, Blum A, Kaupe A, Carballo J (1959) Factors involved in digitalis sensitivity in chronic pulmonary insufficiency. Am Heart J 57: 460–462
6. Becker DJ, Nonkin PM, Bennet LD, Kimball SG, Sternberg MS, Wassermann F (1962) Effect of isoproterenol in digitalis cardiotoxicity. Am J Cardiol 10: 242–247
7. Beller GA, Smith TW, Abelmann WH, Haber E, Hood WB (1971) Digitalis intoxication. A prospective clinical study with serum level correlations. N Engl J Med 284: 989–997
8. Beller GA, Smith TW (1973) Digitalis intoxication and serum levels: An epidemiologic study. In: Storstein O (ed) Symposium on Digitalis. Gyldendal Norsk Forlag, Oslo, pp 287–300
9. Belz GG, Aust PE, Munkes R (1981) Digoxin plasma concentrations and nifedipine. Lancet I: 844–845
10. Bigger JT, Strauss HC (1972) Digitalis toxicity: Drug interactions promoting toxicity and the management of toxicity. Semin Drug Treat 2: 147–177
11. Brown DD, Juhl RP (1976) Decreased bioavailability of digoxin due to antacids and kaolinpectin. N Engl J Med 295: 1034–1037
12. Brown DD, Dormois JC, Abraham GN, Lewis K, Dixon K (1976) Effect of furosemide on the renal excretion of digoxin. Clin Pharmacol Ther 20: 395–400
13. Brown DD, Juhl RP, Warner SL (1978) Decreased bioavailability of digoxin due to hypocholesterolemic interventions. Circulation 58: 164–172
14. Chen TS, Friedmann HS (1980) Alternation of digoxin pharmacokinetics by a single dose of quinidine. JAMA 244: 669–672
15. Cockroft DW, Gault MH (1976) Prediction of creatinine clearance from serum creatinine. Nephron 16: 31–41
16. Crawford MH, LeWinter MM, O'Rourke RA, Karlines, Ross J (1975) Combined propranolol and digoxin therapy in angina pectoris. Ann Intern Med 83: 449–455
17. Croxson MS, Ibbertson HK (1975) Serum digoxin in patients with thyroid disease. Br Med J 3: 566–568
18. Dick HLH, McCawley EL, Fisher WA (1962) Reserpine-digitalis toxicity. Arch Intern Med 109: 503–506
19. Doering W (1979) Quinidine - digoxin interaction: Pharmacokinetics, underlying mechanism and clinical implications. N Engl. J Med 301: 400–404
20. Doherty JE, Perkins WH (1966) Digoxin metabolism in hypo- and hyperthyroidism. Ann Intern Med 64: 489–507
21. Doherty JE, Perkins WH (1969) Digoxin metabolism in hypo- and hyperthyroidism. Ann Intern Med 64: 489–507
22. Doherty JE, Straub D, Bisset J, Murphy M (1980) Digoxin-quinidine interaction: Increased digoxin brain concentration. Am J Cardiol 45: 453
23. Eickenbusch W, Lahrtz H, Seppelt U, Van Zwieten PA (1970) Serum concentration and urinary excretion of ^{3}H-ouabain and ^{3}H-digitoxin in patients suffering from hyperthyroidism or hypothyroidism. Klin Wochenschr 48: 270–275
24. Ejvinsson G (1978) Effect of quinidine on plasma concentrations of digoxin. Br Med J I: 279–280
25. Erdmann E (1979) Pharmakodynamische Aspekte medikamentöser Wechselwirkungen-Rezeptorbesetzung und pharmakologische Interaktionen. Internist (Berlin) 20: 229–237
26. Erdmann E, Schoner W (1974) Ouabain-receptor interaction in ($Na^+ + K^+$)-ATPase preparations. IV. The molecular structure of different cardioactive steroids and other substances and their affinity to the glycoside receptor. Naunyn Schmiedebergs Arch Pharmacol 283: 335–356
27. Evered DC, Chapman C (1971) Plasma digoxin concentrations and digoxin toxicity in hospital patients. Br Heart J 33: 540–545
28. Fisch C, Knoebel SB (1970) Recognition and therapy of digitalis toxicity. Prog Cardiovasc Dis 13: 71–96
29. Follath F, Roth M (1980) Bedeutung der Serumkonzentrationsbestimmung bei der Diagnose einer Digitalisintoxikation. Cardiology 65: 9–12

30. Frye RL, Braunwald E (1961) Studies on digitalis III. The influence of triiodothyronine on digitalis requirements. Circulation 23: 376–382
31. Gault MH, Charles JD, Sugden DL, Kepkay DC (1977) Hydrolysis of digoxin by acid. J Pharm Pharmacol 29: 27–32
32. Gaultier M, Fournier E, Efthymiou ML, Frejaville JP, Jouanot P, Deutan M (1968) Intoxication digitalique aigue (70 observ.) Soc Med Hop Paris 119: 247–274
33. Gilfrich HJ, Meinertz T (1978) Influence of thyroid function on the pharmacokinetics of cardiac glycosides. In: Bodem G, Dengler HJ (eds) Cardiac Berlin Heidelberg New York, pp 159–166
34. Gillis RA, Prahle DL, Levitt B (1975) Digitalis: A neuroexcitatory drug. Circulation 52: 739–742
35. Grosse-Brockhoff F, Hergels KJ, Fritsch WP, Grabensee B, Hausamen TU (1973) Serumdigoxinspiegel und Nierenfunktion. Dtsch Med Wochenschr 98: 1547–1551
36. Hager WD, Fenster P, Mayersohn M, Perrier D, Graves P, Marcus FJ, Goldmann S (1979) Digoxin-quinidine interaction: pharmacokinetic evaluation. N Engl J Med 300: 1238–1241
37. Hansten PD (1979) Drug interactions, 4th edn. Lea & Febinger, Philadelphia, p 192
38. Henderson RR, Bessey PQ, Abelmann WH, Stason WB (1971) Serum digoxin levels in a cardiac outpatient population. A prospective clinical study. Circulation [Suppl II] 44: 177
39. Howard D, Smith CI, Stewart G, Vadas M, Tiller DJ, Hensley DJ, Richards JG (1973) A prospective survey of the incidence of cardiac intoxications with digitalis in patients being admitted to the hospital and correlation with serum digoxin levels. NZ Med J 3: 279–284
40. Hurwitz N, Wade OL (1969) Intensive hospital monitoring of adverse reactions to drugs. Br Med J I: 531–536
41. Jelliffe RW, Blankenhorn (1966) Effect of phenobarbital on digitoxin metabolism. Clin Res 14: 160
42. Jørgensen AW, Sørensen OH (1970) Digitalis intoxication: A comparative study on the incidence of digitalis intoxication during the periods 1950–52 and 1964–66. Acta Med Scand 188: 179–183
43. Juhl RP, Summers, RW, Guillory JK, Blaug SM, Cheng FH, Brown DD (1976) Effect of sulphasalazine on digoxin bioavailability. Clin Pharmacol Ther 20: 387–394
44. Klein HO, Lang R, DiSegni E, Kaplinsky E (1980) Verapamil digoxin interaction. N Engl J Med 303: 160
45. Koch-Weser J, Duhme DW, Greenblatt DJ (1974) Influence of serum digoxin concentration measurements on frequency of digitoxicity. Clin Pharmacol Ther 16: 284
46. Kuhlmann J (1980) Wechselwirkungen bei der Resorption von Arzneimitteln. Med Klin 75: 802–812
47. Kuhlmann J (1982) Klinisch relevante Wechselwirkungen von Digitalispräparaten. In: Rietbrock N, Kleinfelder, H (Hrsg) Vieweg, Braunschweig S. 32–58
48. Kuhlmann J, Abshagen U, Rietbrock N (1973) Cleavage of glycoside bonds of digoxin and derivatives as a function of pH and time. Naunyn Schmiedebergs Arch Pharmacol 276: 149–156
49. Lahiri K, Ertel W (1974) Mechanism of diphenylhydantoin induced decrease in serum digoxin levels. Clin Res 22: 321 A
50. Larbig D (1975) Herzinsuffizienz: Digitalistherapie. Therapiewoche 25: 48–61
51. Lawrence JR, Summer DJ, Kalk WS, Ratcliffe WA, Whiting B, Gray K, Linsay M (1977) Digoxin kinetics in patients with thyroid dysfunction. Clin Pharmacol Ther 22: 7–13
52. Leahey EB, Reiffel J, Drusin RE, Heissenbuttel RH, Lovejoy WP, Bigger JT (1978) Interaction between quinidine and digoxin. JAMA 240: 533–534
53. Lely AH, van Enter CHJ (1972) Non cardiac symptoms of digitalis intoxication. Am Heart J 83: 149–152
54. Leopold G, Pabst J, Ungethüm W (1981) Pharmakokinetik von Digitoxin. In: Kocksiek K, Rietbrock N (Hrsg) Digitalistherapie bei Herzinsuffizienz Urban & Schwarzenberg, München Wien Baltimore S 4–8
55. Lichey J, Schröder R, Rietbrock N (1977) Aktuelle Plasmadigoxinkonzentration von Patienten bei Krankenhausaufnahme. Dtsch Med Wochenschr 102: 1056–1060
56. Lindenbaum J, Maulitz RM, Butler VP (1976) Inhibition of digoxin absorption by neomycin. Gastroenterology 71: 399–404
57. Lown B, Ehrlich L, Lipschultz B, Blake J (1961) Effect of digitalis in patients receiving reserpine. Circulation 24: 1185–1191
58. Lydtin H (1975) Interaktion zwischen Herzglykosiden, β-Rezeptorenblockern und anderen Arz-

neimitteln. In: Jahrmärker H (Hrsg) Digitalistherapie. Springer Berlin Heidelberg New York S 96–104
59. Manninen V, Apajalahti A, Melin J, Karesoja M (1973) Altered absorption of digoxin in patients given propantheline and metoclopramide. Lancet I: 398–400
60. Manninen V, Apajalahti A, Simonen H, Reissell P (1973) Effect of propantheline and metoclopramide on absorption of digoxin. Lancet I: 1118–1119
61. Marcus FJ, Peterson A, Salel A, Scully J, Kapadia GG (1966) The metabolism of tritiated digoxin in renal insufficiency in dogs and man. J Pharmacol Exp Ther 152: 372–382
62. McAllister RG, Howell SM, Gomer MS, Selby JB (1976) Effect of intravenous furosemide in the renal excretion of digoxin. J Clin Pharmacol 16: 110–117
63. Neuvonen PJ, Elfring SM, Eloneu E (1978) Reduction of absorption of digoxin, phenytoin and aspirin by activated charcoal in man. Eur J Clin Pharmacol 13: 213–218
64. Ogilvie RJ, Rhedy J (1972) An educational program in digitalis therapy. JAMA 222: 50–55
65. Peters U, Risler T, (1981) Therapeutische Aspekte bei einer Kombinationstherapie mit Chinidin und Digitalisglykosiden. Dtsch Med Wochenschr 106: 306–308
66. Peters U, Hengels KJ, Hausamen, TU, Grosse-Brockhoff F (1975) Einfluß von Rifampicin auf den Metabolismus des Digitoxins. Verh Dtsch Ges Inn Med 81: 1675–1676
67. Peters U, Hausamen TU, Grosse-Brockhoff F (1978) Digitoxin disposition under rifampicin treatment. In: Bodem G, Dengler HJ (eds) Cardiac glycosides. Springer, Berlin Heidelberg New York, pp 401–411
68. Peters U, Risler T, Grabensee B, Falkenstein U, Kroukou J (1980) Interaktion von Chinidin und Digitoxin beim Menschen. Dtsch Med Wochenschr 105: 438–442
69. Potter MR, Perrot L, Vechinne J, Restoy R (1964) L' intoxication digitalique massive. Masson, Paris
70. Rietbrock N, Alken RG (1980) Color vision deficiencies: A common sign of intoxication in chronically digoxin-treated patients. J Cardiovasc Pharmacol 2: 93–99
71. Rietbrock N, Kuhlmann J (1977) Pharmakokinetische und klinische Aspekte der Glykosidtherapie. Med Klin 72: 435–449
72. Rietbrock N, Wojahn H, Weinmann J, Hasford J, Kuhlmann J (1978) Tödlich verlaufende β-Methyldigoxin-Intoxikation in suizidaler Absicht. Dtsch Med Wochenschr 103: 1841–1844
73. Rietbrock N, Oeff F, Martin K, Kuhlmann J (1978) Glykosidkonzentrationen im Plasma und Intoxikationshäufigkeit nach β-Methyldigoxin und β-Acetyldigoxin unter standardisierten Bedingungen. Herz Kreislauf 10/6: 267–273
74. Risler T, Grabensee B, Grosse-Brockhoff (1975) EKG-Veränderungen und Digoxin-Serumkonzentration bei Digitalisintoxikation. Dtsch Med Wochenschr 100: 821–825
75. Rodensky PL, Wassermann F (1961) Observations on digitalis intoxications. Arch Intern Med 108: 171–188
76. Rotmensch HH, Graff E, Terdiman R, Aviram A, Ayzenberg O, Laniado S (1978) Furosemide-induced forced diuresis in digoxin intoxication. Arch Intern Med 138: 1495–1497
77. Schneider J, Ruiz-Torres A (1977) Bedeutung des Körpergewichtes für die Therapie mit Digoxin und Digoxinderivaten. Dtsch Med Wochenschr 102: 116–118
78. Schüren KP, Rietbrock N (1977) Klinische Aspekte der Digitalisintoxikation. Intern Prax 17: 581–601
79. Schüren KP, Calder D, Hüttemann K (1973) Rhythmusstörungen bei chronischem Cor-pulmonale. Dtsch med Wochenschr 98: 2111–2114
80. Seller RH, Cangiano J, Kim KE, Mendelssohn S, Brest AN, Swartz C (1970) Digitalis toxicity and hypomagnesiemia. Am Heart J 79: 57–68
81. Semple P, Tilstone WJ, Lawson DH (1975) Furosemide and urinary digoxin clearance. N Engl J Med 293: 612–613
82. Shapiro S, Slone D, Lewis GP, Jick H (1969) The epidemiology of digoxin. J Chronic Dis 22: 361–371
83. Shenfield GM, Thompson J, Horn DB (1977) Plasma and urinary digoxin in thyroid dysfunction. Eur J Clin Pharmacol 12: 437–443
84. Sherrod TR (1967) Hosp Pract 2: 56
85. Smith TW, Willerson JT (1971) Suicidal and accidental digoxin ingestion. Circulation 44: 29–36
86. Solomon HM, Reich S, Spirt N, Abrams WB (1971) Interactions between digitoxin and other drugs in vitro and in vivo. Ann NY Acad Sci 179: 362–369

87. Steiness E (1974) Renal tubular secretion of digoxin. Circulation 50: 103–107
88. Storstein L (1981) Digitoxinintoxikation. In: Kochsiek K, Rietbrock N (Hrsg) Digitalistherapie bei Herzinsuffizienz. Urban & Schwarzenberg, München Wien Baltimore, S 112–117
89. Storstein L, Janssen H (1976) Studies on digitalis. VI. The effect of heparin on serum protein binding of digitoxin and digoxin. Clin Pharmacol Ther 20: 15–23
90. Storstein O (1977) Hansteen V, Hatle L, Hillestad L, Storstein L (1977) Studies on digitalis XIII. A prospective study of 649 patients on maintenance treatment with digitoxin. Am Heart J 93: 434–443
91. Szekely P, Wynne NA (1951) The effects of magnesium on cardiac arrhythmias caused by digitalis. Clin Sci 10: 241–253
92. Tsutsumi E, Fujiki H, Takeda H, Fukushima H (1979) Effect of furosemide on serum clearance and renal excretion of digoxin. J Clin Pharmacol 19: 200–204
93. Vöhringer HF, Kuhlmann J, Rietbrock N (1976) Der Einfluß von Antacida auf die Plasmakonzentration von Digoxin beim Menschen. Dtsch Med Wochenschr 101: 106–108
94. Waldorff S, Andersen JD, Heebøll-Nielsen N, Nielsen OG, Moltke E, Sørensen U, Steiness E (1978) Spironolactone induced changes in digoxin kinetics. Clin Pharmacol Ther 24: 162–167
95. Willerson JT, Thomas W (1974) Massive digoxin ingestion. Clinical experience and principles of management. Clin Med 29–31
96. Wirth KE (1981) Arzneimittelinteraktionen bei der Anwendung herzwirksamer Glykoside. Med Welt 32: 234–238
97. Wirth KE, Fröhlich JC, Hollifield JW, Falkner FC, Sweetman BS, Oates JA (1976) Metabolism of digitoxin in man and its modification by spironolactone. Eur J Clin Pharmacol 9: 345–354
98. Zilly W, Breimer DD, Richter E (1977) Pharmacokinetic interaction with rifampicin. Clin Pharmacokinet 2: 61–70

Kontraindikationen

G. Steinbeck

Neben der Steigerung der Kontraktionskraft besitzen Herzglykoside sowohl direkte elektrophysiologische als auch vagomimetische und antiadrenerge Wirkungen am Myokard, die zu einer Beeinflussung von Reizbildung und Erregungsleitung des Herzens führen.

In seltenen Fällen ist der positiv inotrope Effekt selbst unerwünscht (Steigerung des intraventrikulären Druckgradienten bei idiopathischer hypertropher Subaortenstenose; Gefahr der Ruptur bei disseziierendem Aortenaneurysma) und dadurch die Anwendung von Herzglykosiden kontraindiziert. Häufiger dagegen sind es vorbestehende Rhythmusstörungen, die den Einsatz von Glykosiden als nicht ratsam erscheinen lassen.

Im folgenden wird zunächst ein kurzer Überblick über die elektrophysiologischen Wirkungen von Herzglykosiden gegeben und anschließend auf Kontraindikationen bei Vorliegen bestimmter Rhythmusstörungen eingegangen.

Davon abzugrenzen sind Krankheitszustände, die mit reduzierter Glykosiddosierung und unter besonders sorgfältiger Überwachung behandelt werden müssen (z. B. erhöhte Glykosidempfindlichkeit bei Hypokaliämie, Hyperkalzämie, Hypothyreose, Hypoxie; Kumulation von Digoxin bei Niereninsuffizienz). Auf letzteres wird an anderer Stelle in diesem Buch eingangen (s. S. 21).

Elektrophysiologische Wirkungen von Herzglykosiden

Reizbildung

In therapeutischer Dosierung zeigen herzaktive Glykoside keine nennenswerte, direkte Wirkung auf die Reizbildung im Sinusknoten [41]. Unter klinischen Bedingungen kommt es mit der Rekompensation einer Herzinsuffizienz durch Glykoside zu einer Abnahme der Sinusknotenfrequenz, welche durch Veränderungen der autonomen Innervation (vor allem Abnahme des Sympathikotonus) als sekundär sich einstellende Folge der positiv inotropen Glykosidwirkung erklärbar ist [27]. Darüber hinaus entfalten Glykoside per se eine vagomimetische [1, 13] und antiadrenerge Wirkung [25, 28].

In höherer Dosierung induzieren Glykoside eine besondere Form der Impulsbildung, die am isolierten Purkinje-Faden eingehend untersucht wurde [2, 9, 33]. Dies ist in Abb. 1 illustriert.

Die obere Registrierung zeigt eine intrazelluläre Ableitung von einem Purkinje-Faden unter Kontrolle; nach Unterbrechung der Stimulation des Präparats

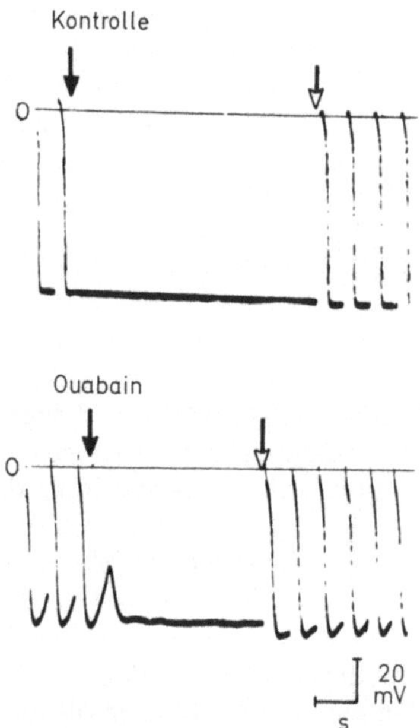

Abb. 1. Wirkung von g-Strophanthin auf die Phase 4 des intrazellulären Potentials am isolierten Purkinje-Faden des Hundes. *Schwarzer Pfeil:* Unterbrechung der elektrischen Stimulation des Präparates (Zykluslänge 630 ms), *offener Pfeil:* Wiederbeginn der Stimulation. Kaliumkonzentration der Inkubationslösung 4,0 mmol/l, Temperatur 36–37 °C. *Oben:* Intrazelluläre Potentialableitung unter Kontrolle; *unten:* gleiche Ableitung nach 35minütiger Exposition von g-Strophanthin (2×10^{-7} mol/l). (Aus [33] Nachdruck mit Erlaubnis der American Heart Association)

(schwarzer Pfeil) wird keine spontane diastolische Depolarisation beobachtet bis zum Wiedereinsetzen der Stimulation.

Nach 35minütiger g-Strophanthin-Exposition wird eine ausgeprägte diastolische Depolarisation beobachtet; nach Unterbrechung der Stimulation wird eine Nachdepolarisation registriert, die jedoch nicht die Schwelle zu einer fortgeleiteten Erregung erreicht. Nach längerer Digitalisexposition oder Erhöhung der Stimulationsfrequenz können durch derartige Nachdepolarisationen einzelne oder eine ganze Serie rasch aufeinanderfolgender Erregungen induziert werden. Der dieser Glykosidwirkung zugrundeliegende Ionenstrom unterscheidet sich von dem, der für die normale Impulsbildung im Sinusknoten und Purkinje-System verantwortlich ist [18].

Dieser positiv chronotrope Digitaliseffekt ist nicht auf das spezifische ventrikuläre Reizleitungssystem beschränkt, sondern konnte auch am Ventrikel- und Vorhofmyokard [8, 12, 34] sowie am Sinusknoten nachgewiesen werden [38]. Letztere Wirkung könnte Ursache der „atrialen Tachykardie mit Block“ [21] bei Digitalisintoxikation sein.

Erregungsleitung und Refraktärperiode

Auf den Vorhof üben Glykoside einen variablen Effekt aus, bedingt durch ihre direkte Membran- und indirekte vagomimetische Wirkung. Bei niedriger Dosierung kann letztere vorherrschend sein. Die dadurch bedingte Acetylcholinwirkung führt zu einer Hyperpolarisation und Beschleunigung der Repolarisation, woraus eine Beschleunigung der Erregungsleitung im Vorhof und eine Abnahme der effektiven Refraktärperiode resultieren [14].

Höhere Digitaliskonzentrationen führen über eine Abnahme des Ruhemembranpotentials, des maximalen Aktionspotentialanstiegs und der Aktionspotentialamplitude zu einer Senkung der Leitungsgeschwindigkeit im Vorhof [14]. Gleichzeitig nehmen Aktionspotentialdauer und effektive Refraktärperiode zu [24].

Am AV-Knoten ruft Digitalis eine Abnahme der Leitungsgeschwindigkeit und Zunahme der effektiven Refraktärperiode hervor. Da beides ohne wesentlichen Membraneffekt auf das Aktionspotential von Zellen des AV-Knotens zustande kommt, wird dieser Glykosideffekt auf indirekte vagomimetische und antiadrenerge Wirkungen der Substanz zurückgeführt [43]. Höhere Glykosidkonzentrationen induzieren eine Abnahme des Ruhemembranpotentials und des maximalen Aktionspotentialanstiegs am AV-Knoten; dadurch sinkt die Leitungsgeschwindigkeit weiter ab [42]. Die Refraktärperiode nimmt weiter zu [14]. Diese Wirkungen auf den AV-Knoten sind der Grund ihres klinischen Einsatzes als Antiarrhythmikum bei Vorhofflattern und Vorhofflimmern zur Senkung der Kammerfrequenz.

Am Ventrikel führen Glykoside in niedriger Konzentration zu einer Zunahme, in höheren Konzentrationen zu einer Abnahme der Aktionspotentialdauer [6, 16]. Mit letzterem geht eine Abnahme der effektiven Refraktärperiode [15, 19, 35], jedoch eine Zunahme der relativen Refraktärperiode einher [19, 35]. Toxische Glykosidkonzentrationen führen darüber hinaus zu einer Abnahme der Leitungsgeschwindigkeit [26, 34]; hinsichtlich der elektrophysiologischen Effekte zeigt sich das spezifische intraventrikuläre Reizleitungssystem empfindlicher als das Arbeitsmyokard [40, 44].

Spezielle Herzrhythmusstörungen

Die kurze Darstellung der komplexen elektrophysiologischen Wirkungen läßt erkennen, daß in der Klinik grundsätzlich jede Rhythmusstörung auch glykosidbedingt sein kann, so daß vor der Digitalisgabe eine Glykosidintoxikation bzw. -überdosierung auszuschließen ist. Darüber hinaus ergeben sich bei bestimmten Arrhythmien mehr oder weniger strenge Kontraindikationen für eine Glykosidbehandlung, auf die im folgenden eingegangen werden soll.

Sinusknotensyndrom

Die Digitalisierung von Patienten mit Sinusknotensyndrom ist umstritten [7, 23, 30, 45]. Um Auskunft über die Langzeitwirkung herzaktiver Glykoside auf die Sinusknotenfunktion zu bekommen, wurden 8 Kontrollpatienten sowie 12 Patienten mit

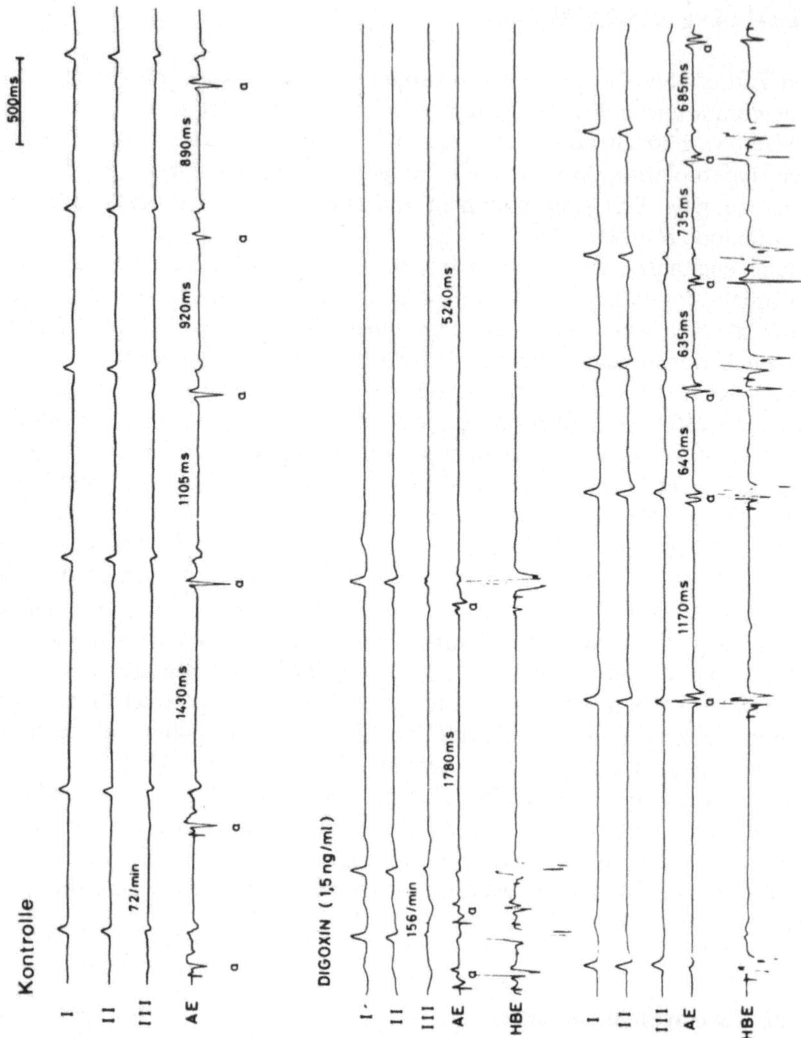

Abb. 2. Bedrohliche Glykosidwirkung auf die Sinusknotenfunktion bei einer 56jährigen Patientin mit Sinusknotensyndrom. *Oben:* Registrierung von Ableitung I, II, III und atrialem Elektrogramm (AE) während und nach einer Vorhofstimulationsfrequenz von 72/min unter Kontrolle. Die Sinusknotenerholungszeit (Intervall von der letzten stimulusinduzierten bis zur ersten spontanen Vorhoferregung) beträgt 1430 ms und ist das maximale nach Anwendung verschiedener Stimulationsfrequenzen (60–180/min) gemessene Intervall. *Unten:* Fortlaufende Registrierung von I, II, III, AE und His-Bündel-Elektrogramm während und nach einer Stimulationsfrequenz von 156/min unter einer therapeutischen Digoxinplasmakonzentration von 1,5 ng/ml. Die Sinusknotenerholungszeit beträgt 1780 ms. Das darauffolgende Vorhofintervall ist extrem verlängert auf 5240 ms. In diese sog. „sekundäre Sinuspause" fallen zwei junktionale Ersatzschläge ein (His-Bündel-Spike vor QRS, jedoch keine P-Welle den zwei ersten Kammererregungen im untersten Registrierstreifen vorangehend). Ab dem vierten QRS-Komplex im untersten Streifen hat der Sinusknoten wieder die Funktion des Impulsgebers übernommen. Die maximale Sinusknotenerholungszeit unter Digitalis beträgt bei diesem Patienten 1900 ms nach einer Vorhofstimulationsfrequenz von 146/min (nicht in dieser Abbildung gezeigt) (nach [37])

gestörter Sinusknotenfunktion vor sowie mehrere Tage nach vollständiger Digitalisierung mittels diagnostischer Vorhofstimulation untersucht [37]. 3 der 12 Patienten mit Sinusknotensyndrom reagierten unter Digitalis mit einer deutlichen Verlängerung der Sinusknotenerholungszeit als Ausdruck einer schweren depressorischen Wirkung auf die Sinusknotenfunktion. Ein Beispiel ist in Abb. 2 dargestellt.

Unter therapeutischer Digitalisierung (Digoxin-Plasmakonzentration 1,5 ng/ml) kommt es nach Beendigung schneller atrialer Stimulation nach dem ersten spontanen Sinusschlag zu einer extremen Verlängerung des darauffolgenden Vorhofintervalles auf 5240 ms (mittlere und untere Registrierung der Abb. 2).

Diese Befunde stehen in Einklang mit einem Fallbericht [22]. Aus diesen Beobachtungen ist zu folgern, daß Digitalis bei einzelnen Patienten mit Sinusknotensyndrom zu einer unvorhersehbaren und schweren Schädigung der Sinusknotenfunktion führt [37]. Bradykarde Rhythmusstörungen im Rahmen eines Karotissinussyndroms können ebenfalls durch eine Digitalisierung aggraviert werden. Eine Digitalisierung bei pathologischer Sinusknotenfunktion erscheint nur gerechtfertigt, wenn mittels Langzeit-EKG und/oder diagnostischer Vorhofstimulation eine depressorische Wirkung auf den Sinusknoten mit resultierendem Frequenzabfall ausgeschlossen werden kann. Anderenfalls muß, falls eine Therapie mit Herzglykosiden aus anderen Gründen unverzichtbar ist, ein permanenter Schrittmacher vor Beginn der Digitalisierung implantiert werden.

Atrioventrikuläre Leitungsstörungen

Herzglykoside führen zu einer Leitungsverzögerung im AV-Knoten (s. oben). Daher kommt es regelhaft im EKG zu einer leichten Zunahme der PQ-Strecke. Ein vorbestehender AV-Block I. Grades (PQ-Intervall > 0,2 s) stellt keine Kontraindikation für eine Digitalistherapie dar, verlangt jedoch zu Beginn der Behandlung eine sorgfältige klinische Beobachtung und häufige EKG-Kontrolle zur Erkennung einer möglichen höhergradigen AV-Blockierung durch Glykoside. Das Vorliegen eines AV-Blockes II. Grades ist als Kontraindikation anzusehen, da es unter Digitalis über eine Zunahme der AV-Blockierung zu einer akut lebensbedrohlichen Asystolie kommen kann.

Kann unter diesen Umständen aus hämodynamischen Gründen auf eine Digitalisierung nicht verzichtet werden, so darf dies nur unter dem Schutz einer passageren oder permanenten Schrittmacherstimulation des Ventrikels geschehen. Dies gilt in der Regel auch für den AV-Block III. Grades (mit Ausnahme des angeborenen totalen AV-Blockes und relativ hochfrequentem ventrikulären Ersatzrhythmus).

Vorhofflimmern bei WPW-Syndrom

Ursache tachykarder Rhythmusstörungen beim WPW-Syndrom [47] ist das Vorliegen akzessorischer Leitungsbahnen (Kent-Bündel) zwischen Vorhof und Ventrikel neben der normalen AV-Überleitung. Während Digitalis die effektive Refraktärperiode der AV-Überleitung verlängert, vermag es unter Umständen die der akzessorischen Leitungsbahn zu verkürzen [46]. Dadurch kann die antegrade Erregungsleitung via akzessorische Bahn bei Vorhofflattern oder Vorhofflimmern bei einzelnen Patienten beschleunigt werden (6 der 21 Patienten aus der Untersuchungsserie von Sellers et al. [36]) mit der Folge, daß es unter Digitalisierung zu einer Zunahme der Kammerfrequenz bis hin zum Kammerflimmern kommen kann [36]. Dies ist als mögliche Ursache des plötzlichen Herztodes bei Patienten mit WPW-Syndrom angesehen worden [5].

Auf Grund dieser Zusammenhänge sollte eine Digitalisierung älterer Patienten mit WPW-Syndrom, die auf Grund gleichzeitig bestehender kardialer Erkrankungen (wie z. B. die koronare Herzkrankheit) Vorhofflattern oder Vorhofflimmern entwickeln könnten, vermieden werden. Sind diese Rhythmusstörungen nachgewiesen, so ist eine Digitalisierung kontraindiziert. Kann in einem derartigen Fall auf eine Digitalisierung nicht verzichtet werden, so muß vor Beginn der Dauertherapie in einer invasiven elektrophysiologischen Untersuchung die antegrade Leitung via akzessorische Bahn und die dadurch determinierte Kammerfrequenz während Vorhofflimmern unter dem Einfluß von Digitalis bestimmt werden.

Kardioversion

Die DC-Kardioversion (transthorakal applizierter Gleichstromstoß) wird zur Regularisierung tachykarder Rhythmusstörungen eingesetzt. Das Vorliegen einer Digitalisintoxikation erhöht das Risiko des Auftretens von Kammertachykardie und Kammerflimmern nach DC-Kardioversion [11, 17, 20, 29, 32]. Deswegen wird allgemein empfohlen, Herzglykoside sicherheitshalber mehrere Tage vor einer geplanten Konversion (zum Zeitpunkt der Wahl) abzusetzen [31].

Andererseits ist dieses Risiko für eine Glykosidbehandlung in therapeutischer Dosierung nicht eindeutig belegt. Kürzlich wurde berichtet, daß bei digoxinbehandelten Patienten ohne klinische Zeichen der Digitalisintoxikation keine ventrikulären Rhythmusstörungen nach DC-Kardioversion neu auftraten [3]. Offensichtlich kann eine Glykosidtherapie vor geplanter DC-Kardioversion gefahrlos fortgeführt werden, allerdings für den Fall, daß Chinidin gleichzeitig gegeben wird, unter Berücksichtigung der Chinidin-Digoxin-Interaktion [4]. Dementsprechend ist die DC-Kardioversion auch nicht kontraindiziert, wenn die Elektroschockbehandlung bei digitalisierten Patienten notfallmäßig (z. B. bei Vorhofflimmern mit zunehmender Kammerfrequenz) oder im Rahmen der Reanimation bei Kammertachykardie oder Kammerflimmern eingesetzt werden muß.

Kammertachykardie und Kammerflimmern

Die Gabe von Herzglykosiden im akuten Anfall einer Kammertachykardie erhöht die Gefahr der Auslösung von Kammerflimmern [27], so daß diese Rhythmusstörung ebenso wie Kammerflimmern, das nur durch sofortige Elektroschockbehandlung beseitigt werden kann, als Kontraindikation für Herzglykoside gelten.

Über potentiell arrhythmogene Wirkungen einer Digitalisdauerbehandlung bei Patienten mit rezidivierenden Kammertachykardien, die medikamentös antiarrhythmisch eingestellt sind, liegen keine gesicherten Erkenntnisse vor. Es ist vorstellbar, daß durch die elektrophysiologischen Effekte der Substanz (s. oben) ventrikuläre Extrasystolen - insbesondere bei vorgeschädigtem Herzen - als Auslöser von Ventrikeltachykardien induziert werden; andererseits kann bei Vorliegen einer Herzinsuffizienz durch Verbesserung der Pumpfunktion sowie Abnahme der Herzgröße durch Glykoside die heterotope ventrikuläre Reizbildung unterdrückt werden. Daher erscheint es gerechtfertigt, Patienten, deren Rhythmusstörung effektiv antiarrhythmisch einstellbar ist, zu digitalisieren, wenn sie herzinsuffizient sind [39].

Schlußbemerkung

Verschiedene Rhythmusstörungen werden in diesem Beitrag als mehr oder weniger strenge Kontraindikation einer Glykosidbehandlung diskutiert. In der klinischen Praxis kommt es darauf an, die Notwendigkeit einer derartigen Behandlung gegen die potentielle Aggravation vorbestehender Arrhythmien abzuwägen. Ist eine Glykosidtherapie aus hämodynamischen Gründen erforderlich, so stellen die meisten Rhythmusstörungen keine Kontraindikation per se dar, sondern erfordern unter Therapie lediglich eine sorgfältige klinische und elektrokardiographische Überwachung, ggf. mit Langzeit-EKG (Sinusbradykardie, AV-Block I. Grades, ventrikuläre Extrasystolie); schwerer wiegende Rhythmusstörungen müssen vor einer Digitalisierung behandelt werden (z. B. Schittmacherimplantation bei Sinusknotensyndrom, AV-Block II. Grades, bradykarder Herzinsuffizienz). Eine invasive elektrophysiologische Untersuchung der Digitaliswirkung kann bei einem Patienten mit WPW-Syndrom und Vorhofflimmern notwendig werden, wenn nicht auf die Glykosidgabe verzichtet werden kann. Neben den Kontraindikationen ist die Erkennung von Krankheitszuständen mit verminderter Glykosidtoleranz von besonderer Bedeutung, um Glykosidüberdosierungen bzw. -intoxikationen zu vermeiden.

Wird in dieser Weise verfahren, so verbleiben einige bedrohliche Rhythmusstörungen als Kontraindikation einer akuten Aufsättigung mit Herzglykosiden, während es Kontraindikationen einer Langzeitbehandlung praktisch nicht mehr gibt.

Literatur

1. Chai CY, Wang HH, Hoffman BF, Wang SC (1967) Mechanisms of bradycardia induced by digitalis substances. Am J Physiol 212: 26–34
2. Davis LD (1973) Effect of changes in cycle length on diastolic depolarization produced by ouabain in canine Purkinje fibers. Circ Res 32: 206–214
3. Ditchey RV, Karliner JS (1981) Safety of electrical cardioversion in patients without digitalis toxicity. Ann Intern Med 95: 676–679
4. Doering W (1979) Quinidine-digoxin interaction: Pharmacokinetics, underlying mechanism, and clinical implications. N Engl J Med 301: 400–404
5. Dreifus LS, Haiat R, Watanabe Y, Arriaga J, Reitman N (1971) Ventricular fibrillation. A possible mechanism of sudden death in patients with Wolff-Parkinson-White syndrome. Circulation 43: 520–527
6. Dudel J, Trautwein W (1958) Elektrophysiologische Messungen zur Strophanthinwirkung am Herzmuskel. Arch Exp Pathol Pharmakol 232: 393–407
7. Engel TR, Schaal SF (1973) Digitalis in the sick sinus syndrome. The effects of digitalis on sinoatrial automaticity and atrioventricular conduction. Circulation 48: 1201–1207

8. Ferrier GR (1977) Digitalis arrhythmias: Role of oscillatory afterpotentials. Prog Cardiovasc Dis 19: 459–474
9. Ferrier GR, Saunders JH, Méndez C (1973) A cellular mechanism for the generation of ventricular arrhythmias by acetylstrophanthidin. Circ Res 32: 600–609
10. Fisch C, Zipes DP, Noble RJ (1975) Digitalis toxicity: Mechanism and recognition. Prog Cardiol 4: 37–70
11. Hagemeijer F, van Houwe E (1975) Titrated energy cardioversion of patients on digitalis. Br Heart J 37: 1303–1307
12. Hashimoto K, Moe GK (1973) Transient depolarizations induced by acetylstrophanthidin in specialized tissue of dog atrium and ventricle. Circ Res 32: 618–624
13. Heymans C, Bouckaert JJ, Regniers P (1932) Sur le mécanisme réflexe de la bradycardie provoquée par les digitaliques. Arch Int Pharmacodyn Ther 44: 31–39
14. Hoffman BF (1972) Effects of digitalis on electrical activity of cardiac membranes. In: Marks BH, Weissler AM (eds) Basic and clinical pharmacology of digitalis. Thomas, Springfield, pp 118–127
15. Junkmann K (1925) Beiträge zur Physiologie und Pharmakologie der Erregbarkeit des Froschherzens. Arch Exp Pathol Pharmakol 108: 149–206
16. Kassebaum DC (1963) Electrophysiological effect of strophanthin on the heart. J Pharmacol Exp Ther 140: 329–338
17. Kleiger R, Lown B (1966) Cardioversion and digitalis. II Clinical studies. Circulation 33: 878–887
18. Lederer WJ, Tsien RW (1976) Transient inward current underlying arrhythmogenic effects of cardiotonic steroids in Purkinje fibers. J Physiol (Lond) 263: 73–100
19. Lewis T, Drury AN (1926) Revised views of the refractory period in relation to drugs reputed to prolong it, and in relation to circus movement. Heart 13: 95–100
20. Lown B, Wittenberg S (1968) Cardioversion and digitalis: III. Effect of change in serum potassium concentration. Am J Cardiol 21: 513–517
21. Lown B, Wyatt NF, Levine HD (1960) Paroxysmal atrial tachycardia with block. Circulation 21: 129–143
22. Margolis JR, Strauss HC, Miller HC, Gilbert M, Wallace AG (1975) Digitalis and the sick sinus syndrome. Clinical and electrophysiologic documentation of a severe toxic effect on sinus node function. Circulation 52: 162–169
23. Mason DT, Awan NA (1979) Recent advances in digitalis research. Am J Cardiol 43: 1056–1059
24. Méndez R, Méndez C (1953) The action of cardiac glycosides on the refractory period of heart tissues. J Pharmacol Exp Ther 107: 24–36
25. Méndez C, Aceves J, Méndez R (1961) Inhibition of adrenergic cardiac acceleration by cardiac glycosides. J Pharmacol Exp Ther 131: 191–198
26. Moe GK, Méndez R (1951) The action of several cardiac glycosides on conduction velocity and ventricular excitability in the dog heart. Circulation 4: 729–734
27. Moe GK, Farah AE (1975) Digitalis and allied cardiac glycosides. In: Goodman LS, Gilman A (eds) The Pharmacological basis of therapeutics, 5th edn: Macmillan, New York, pp 653–682
28. Nadeau RA, James TN (1963) Antagonistic effects on the sinus node of acetylstrophanthidin and adrenergic stimulation. Circ Res 13: 388–391
29. Rabbino W, Likoff W, Dreifus LA (1964) Complications and limitations of direct-current countershock. JAMA 190: 417–420
30. Reiffel JA, Bigger JT Jr, Cramer M (1979) Effects of digoxin on sinus nodal function before and after vagal blockade in patients with sinus nodal dysfunction. Am J Cardiol 43: 983–989
31. Resnekov L (1974) Drug therapy before and after the electroversion of cardiac dysrhythmias. Prog Cardiovasc Dis 16: 531–538
32. Rose EM (1964) Cardioversion causing ventricular fibrillation. Arch Intern Med 114: 811–814
33. Rosen MR, Gelband H, Merker C, Hoffman BF (1973) Mechanisms of digitalis toxicity. Effects of ouabain on phase four of canine Purkinje fiber transmembrane potentials. Circulation 47: 681–689
34. Rosen MR, Wit AL, Hoffman BF (1975) Electrophysiology and pharmacology of cardiac arrhythmias. IV Cardiac antiarrhythmic and toxic effects of digitalis. Am Heart J 89: 391–399
35. Schellong F (1931) Der Einfluß der Digitalis auf die Refraktärphase der Erregbarkeit und der Erregungsgröße des Herzmuskelelements. Z Exp Med 75: 789–826

36. Sellers TD, Bashore TM, Gallagher JJ (1977) Digitalis in the preexcitation syndrome. Analysis during atrial fibrillation. Circulation 56: 260–267
37. Steinbeck G, Lüderitz B (1979) Digitalis und Sinusknotenfunktion. In: Lüderitz B (Hrsg) Elektrische Stimulation des Herzens. Springer, Berlin Heidelberg New York, S 166–169
38. Steinbeck G, Bonke FIM, Allessie MA, Lammers WJEP (1980) The effect of ouabain on the isolated sinus node preparation of the rabbit studied with microelectrodes. Circ Res 46: 406–414
39. Steinbeck G, Manz M, Lüderitz B (1981) Kontrolle der medikamentösen Arrhythmiebehandlung durch programmierte Ventrikelstimulation bei Patienten mit chronisch rezidivierenden Kammertachykardien. In: Lüderitz B (Hrsg) Ventrikuläre Herzrhythmusstörungen. Springer, Berlin Heidelberg New York, S 237–248
40. Swain HH, Weidner CL (1957) A study of substances which alter intraventricular conduction in the isolated dog heart. J Pharmacol 120: 137–148
41. Ten Eick RE, Hoffman BF (1969) Chronotropic effect of cardiac glycosides in cats, dogs, and rabbits. Circ Res 25: 365–378
42. Toda N, West TC (1966) The influence of ouabain on cholinergic responses in the sinoatrial node. J Pharmacol Exp Ther 153: 104–113
43. Toda N, West TC (1969) The action of ouabain on the function of the atrioventricular node in rabbits. J Pharmacol Exp Ther 169: 287–297
44. Vassalle M, Karis J, Hoffman BF (1962) Toxic effects of ouabain on Purkinje fibers and ventricular muscle fibers. Am J Physiol 203: 433–439
45. Vera Z, Miller RR, McMillin D, Mason DT (1978) Effects of digitalis on sinus nodal function in patients with sick sinus syndrome. Am J Cardiol 41: 318–323
46. Wellens HJJ, Durrer D (1973) Effect of digitalis on atrioventricular conduction and circus movement tachycardias in patients with Wolff-Parkinson-White syndrome. Circulation 47: 1229–1233
47. Wolff L, Parkinson J, White PD (1930) Bundle branch block with short P-R interval in healthy young people prone to paroxysmal tachycardia. Am Heart J 5: 685–704

Therapie der Herzglykosidintoxikation

H. J. Gilfrich

Digitalispräparate gehören zu den häufigst verordneten Arzneimitteln, was durch die Zahl von 4 Mio. Patienten, die allein in der Bundesrepublik Deutschland ständig damit behandelt werden [37], belegt wird. Wegen der geringen therapeutischen Breite der Herzglykoside und der schwer bestimmbaren Grenze zwischen guter therapeutischer Einstellung und Überdosierung sind Digitalisintoxikationen häufig und machen einen großen Teil aller durch Pharmaka verursachten schweren Nebenwirkungen aus. Der enge therapeutische Dosierungsbereich ist bei älteren und schwerkranken Patienten weiter reduziert, wozu die Digitalistoleranz modifizierende Faktoren, wie Elektrolytstörungen beitragen. Dies bedingt Unterschiede der erforderlichen Digitalisdosis von Patient zu Patient und von Zeit zu Zeit bei demselben Patienten. Daher ist die Applikation einer Standarddosis ohne individuelle Anpassung ein wesentlicher Grund für das Auftreten einer Digitalisintoxikation. Die weite Verbreitung der Herzglykoside hat außerdem zur Folge, daß auch die Einnahme extremer Dosen, sei es akzidentell oder in suizidaler Absicht, ein nicht ganz seltenes Ereignis mit vitaler Bedrohung des Betroffenen und hohem therapeutischen Anspruch darstellt.

Epidemiologie

Nach großen retrospektiven und prospektiven Studien liegt die Inzidenz der Digitalisintoxikationen während Dauertherapie zwischen 6 und 35% bei hospitalisierten Patienten [4, 43]. Dabei beruhen die sehr differierenden Angaben auf verschiedenen Dosierungsgewohnheiten, der unterschiedlichen Definition der Digitalisintoxikation und wahrscheinlich auch der Verwendung verschiedener Herzglykoside. 3–21% der intoxikierten Patienten sterben im Verlauf einer derartigen Komplikation [43], wobei allerdings als Todesursache neben der Intoxikation selbst auch das fortgeschrittene Stadium der Herzerkrankung zu berücksichtigen ist, das oft den Arzt zu aggressiverer Therapie zwingt. Andererseits kann die oft ungeklärte Todesursache bei digitalisierten Patienten nicht selten einer Digitalisintoxikation zugeschrieben werden. Digitalisintoxikationen hinterlassen keine pathognomonischen Veränderungen am Herzen, die durch Autopsie zu sichern wären.

In einer eigenen prospektiven Studie wurden 2012 konsekutiv in der Klinik aufgenommene Patienten untersucht [21, 28]. Davon hatten 359 (17,8%) Digoxin oder Digoxinderivate eingenommen. Bei 71 Patienten (19,8%) ließ sich eindeutig die Diagnose einer Digitalisintoxikation stellen. Andere vergleichbare prospektive Untersuchungen kommen zu ähnlichen Befunden [4].

Die Vergiftung durch extrem hohe Digitalisdosen ist sehr viel seltener. Angaben zur Häufigkeit lassen sich kaum machen. In der Intensivstation unserer Klinik, die zugleich die Funktion einer Entgiftungszentrale erfüllt, wurden in 3 Jahren 9 Patienten aufgenommen, die einer Intensivtherapie bedurften. Davon starb 1 Patient, der 25 mg Digoxin eingenommen hatte, an therapierefraktärem Kammerflimmern. Bismuth et al. [6] behandelten 115 Patienten mit schweren, überwiegend suizidalen Digitalisintoxikationen, wobei 96% Digitoxin eingenommen hatten. Die Mortalität betrug 22%. Die Patienten starben bis zu 4 Tagen nach der Einnahme des Medikaments und nach so niedrigen Dosen wie 3 mg Digitoxin.

Mechanismus der Digitalisintoxikation

Die Hauptmanifestation der Digitalisintoxikation sind Herzrhythmusstörungen, gastrointestinale und zentralnervöse Symptome. Appetitlosigkeit, Übelkeit und Erbrechen beruhen wahrscheinlich überwiegend auf einer Erregung der Chemorezeptoren der Area postrema der Medulla oblongata [9], während die direkte Wirkung auf den Gastrointestinaltrakt wohl nur eine untergeordnete Rolle spielt [43]. Der genaue Modus dieser oder anderer zentralnervöser Effekte ist jedoch weitgehend unbekannt [15, 43]. Auch bei der Entstehung von digitalisinduzierten Herzrhythmusstörungen scheint das Zentralnervensystem eine wesentliche Rolle zu spielen [29, 33, 43]. Levitt et al. [33] konnten zeigen, daß die Ausschaltung des Sympathikus die Ouabaindosis, die zur Entstehung von Kammerflimmern oder einer Asystolie benötigt wird, erhöht. Auch die Aufnahme der Herzglykoside im peripheren Nervensystem – offenbar in den kardialen Sympathikusfasern 3fach mehr als im Parasympathikus – könnte bedeutsam sein [18].

Die digitalisinduzierten Rhythmusstörungen sind aber auch bedingt durch den direkten Effekt des Medikaments auf die elektrische Aktivität des Herzmuskels mit Veränderungen der Automatie, der Reizleitung und der Refraktärperiode.

Klinische Symptome der Digitalisintoxikation

Gastrointestinale Symptome

Die Appetitlosigkeit ist häufig ein sehr frühes Zeichen einer Digitalisintoxikation und korreliert, wie in einer prospektiven Studie gezeigt werden konnte, gut mit der Höhe der Serumglykosidspiegel [43]. Übelkeit und Erbrechen stellen sich dann kurze Zeit danach bei gleicher Dosierung des Herzglykosids ein [15]. Häufig ist jedoch schwer zu entscheiden, ob diese Symptomatik der Wirkung der Herzglykoside oder der zugrundeliegenden Herzinsuffizienz oder sogar einer Begleiterkrankung zuzuschreiben ist.

In einer retrospektiven Studie, in der 196 Patienten erfaßt wurden, von denen 58 sichere Intoxikationssymptome aufwiesen, fand sich in 60% das Symptom Übelkeit, bei 57% bestand Inappetenz und in 46,6% kam es zu Erbrechen (Tabelle 1) [10]. Relativ selten werden Diarrhöen beobachtet, noch seltener kommt es zu Obstipation und abdominellen Beschwerden [15]. In der retrospektiven Studie konnte keine

Tabelle 1. Extrakardiale Intoxikationssymptome bei 58 Patienten mit Digitalisintoxikation (Digoxin und Digoxinderivate)

	n	%
Gastrointestinale Symptome		
Übelkeit	35	60,3
Inappetenz	33	56,9
Erbrechen	27	46,6
Brechreiz	23	39,7
Diarrhö	5	8,6
Zentralnervöse Symptome		
Benommenheit	9	15,5
Flimmern vor den Augen	6	10,3
Müdigkeit	5	8,6
Verwirrtheit	4	6,9
Unruhe	4	6,9
Farbensehen	4	6,9
Kopfschmerz	2	3,4
Depression	2	3,4

Zuordnung bestimmter gastrointestinaler Symptome zu einem Präparat nachgewiesen werden. Bevor Reinglykoside gegeben wurden, sollen gastrointestinale Symptome bei Digitalisüberdosierung häufiger beobachtet worden sein [16].

Zentralnervöse Symptome

Effekte einer Digitalisintoxikation auf das zentrale Nervensystem oder die peripheren Nerven werden häufig nicht erkannt oder der Grunderkrankung und dem Alter der Patienten zugeordnet. Im allgemeinen treten neurologische Symptome - wie auch Sehstörungen - später auf als die gastrointestinale Symptomatik oder Herzrhythmusstörungen [15, 43]. Am häufigsten kommt es dabei zu Benommenheit und Müdigkeit sowie uncharakteristischen Sehstörungen, wie Flimmern vor den Augen (Tabelle 1), während Farbensehen relativ selten beobachtet wird. Allerdings sind für den Patienten noch nicht faßbare Störungen des Farbensehens, die sich mit Suchtests erfassen lassen, wesentlich häufiger [2] (s. dazu S. 83). Unruhe, Verwirrtheit und Depressionen werden viel zu selten auf die Digitalismedikation zurückgeführt. Allerdings erschwert das fortgeschrittene Alter der Patienten sehr häufig eine Zuordnung.

Kardiale Symptome

Im Vordergrund der kardialen Manifestation der Digitalisintoxikation stehen Herzrhythmusstörungen, aber auch eine Verminderung der Kontraktilität kann Ausdruck einer Digitalisüberdosierung sein [15]. Nicht selten tritt beides gleichzeitig auf.

Tabelle 2. Häufigkeit der einzelnen Herzrhythmusstörungen bei Digitalis-Intoxikation (n = 58)

Rhythmusstörung	*n*	%
Ventrikuläre Extrasystolen	23	39,7
AV-Block I. Grades	17	29,3
Ventrikuläre Bigeminie	10	17,2
Sinusbradykardie	10	17,2
Supraventrikuläre Extrasystolen	8	13,8
Kammerbradykardie bei Vorhofflimmern	6	10,3
Vorhoftachykardie mit Block	5	8,6
Sinustachykardie	4	6,9
AV-Block III. Grades	4	6,9
AV-Frequenzdissoziation	3	5,2
AV-Block II. Grades (Wenckebach)	2	3,4
AV-Block II. Grades (Mobitz)	1	1,7
Kammertachykardie	1	1,7
Kammerflimmern	1	1,7

Sämtliche Herzrhythmusstörungen können digitalisbedingt sein. 91% der 58 intoxikierten Patienten der zitierten retrospektiven Studie [10] wiesen irgendeine digitalogene Herzrhythmusstörung auf, was gut mit Befunden anderer Autoren übereinstimmt [16] (Tabelle 2). Oft sind unterschiedliche Kombinationen verschiedener Rhythmusstörungen zu beobachten, und nicht selten wechselt die Arrhythmieform innerhalb einer EKG-Aufzeichnung [15]. Dabei sollte erwähnt werden, daß die klassischen Digitaliseffekte im EKG, die Senkung des ST-Segments und T-Wellen-Veränderungen mit der Digitalisintoxikation nichts zu tun haben [15, 16]. Auch die Verkürzung des QT-Intervalls, eine erhöhte Amplitude von U-Wellen und eine Zunahme des terminalen Teils der T-Welle sind kein Hinweis auf eine Digitalisüberdosierung.

Ventrikuläre Extrasystolen, insbesondere als Bigeminus, stellen die häufigste Form der digitalisinduzierten Arrhythmie dar. Die Vorschädigung des Herzens scheint dabei bedeutsam zu sein [24], denn herzgesunde Patienten entwickeln auch nach Einnahme hoher Digitalisdosen meist zunächst Störungen der atrioventrikulären oder sinuatrialen Überleitung [38, 43, 47].

Hinweisend auf eine Digitalisintoxikation ist sehr häufig die Kombination einer erhöhten Automatie ektopischer Schrittmacher mit einer verzögerten Erregungsleitung, wie z. B. die Vorhoftachykardie mit Block oder ein akzelerierter Knotenrhythmus.

Auch eine Sinusbradykardie kann eine Digitalisintoxikation anzeigen, insbesondere dann, wenn es zu einer plötzlichen Verminderung der Herzfrequenz kommt [16]. Ein Sinusarrest oder ein sinuatrialer Block kann sehr bald folgen [16]. Obwohl Herzglykoside die Therapie der Wahl bei Vorhoftachyarrhythmien sind, können diese auch durch Digitalis ausgelöst werden. Die häufigste Manifestation ist die paroxysmale Vorhoftachykardie mit Block [16], die bei 10% aller digitalogenen Arrhythmien beobachtet wird. Als Auslösungsmechanismus liegt dem eine Verkürzung der Refraktärzeit der Vorhofmuskulatur bei verlängerter atrioventrikulärer Leitung zugrunde [15]. Herzglykoside induzieren verschiedene Formen von AV-Knotenarrhythmien. Die nichtparoxysmale AV-Knotentachykardie ist davon die wahrscheinlich am häufigsten beobachtete digitalisinduzierte Arrhythmie, besonders in Gegenwart von Vorhofflimmern.

Die Herzglykoside können verschiedene Stufen des AV-Blocks aufgrund einer direkten und einer indirekten Wirkung auslösen [16]. Die Art des AV-Blocks bei Digitalisintoxikation hängt von der Dosierung, von der zugrundeliegenden Herzerkrankung mit evtl. vorbestehenden Überleitungsstörungen und von evtl. Elektrolytstörungen ab. Der AV-Block I. Grades ist eines der häufigsten Frühzeichen der Digitalisintoxikation. Manche Autoren betrachteten ihn nicht als Ausdruck einer Digitalisüberdosierung, er geht jedoch sehr häufig einem höhergradigen AV-Block voraus, so daß er definitiv als Manifestation einer Digitalisintoxikation betrachtet werden sollte [16].

Der AV-Block II. Grades als Ausdruck einer Digitalisintoxikation wird mit einer Häufigkeit von etwa 10% beobachtet [15]. Dabei wird der AV-Block II. Grades Typ Wenckebach weit häufiger gefunden als der AV-Block II. Grades vom Typ Mobitz II. Der komplette AV-Block ist ein durchaus nicht seltenes Symptom der Digitalisintoxikation, wenn als Grundrhythmus Vorhofflimmern vorliegt. Die Digitalisintoxikation gilt als die zweithäufigste Ursache des kompletten AV-Blocks [15]. AV-Überleitungsstörungen sind bei Kindern und jungen Erwachsenen häufiger als ventrikuläre Extrasystolen [24, 38], während diese die häufigste und oft die früheste elektrokardiographische Manifestation einer Digitalisintoxikation bei älteren Erwachsenen darstellen. Die Inzidenz wird im Durchschnitt mit etwa 50% aller digitalisinduzierten Arrhythmien angegeben [16]. Die ventrikuläre Bigeminie gilt als außerordentlich typisches Zeichen einer Digitalisintoxikation [15, 16]. Die diagnostische Wahrscheinlichkeit einer Digitalisintoxikation ist nahezu 100%, wenn ein ventrikulärer Bigeminus zusammen mit einer Knotentachykardie oder einem AV-Block auftritt, insbesondere wenn Vorhofflimmern zugrunde liegt [15]. Multifokale ventrikuläre Extrasystolen sind eher pathognomonisch für eine Digitalisintoxikation als monotope Extrasystolen. Die ventrikuläre Tachykardie wird mit einer Häufigkeit von etwa 10% bei schweren Digitalisintoxikationen angegeben [15]. Die Mortalität von Patienten mit digitalisinduzierter ventrikulärer Tachykardie ist extrem hoch [15]. Eine Zunahme der Automatie ist wahrscheinlich verantwortlich für die meisten digitalisinduzierten ventrikulären Arrhythmien.

Besondere Symptome schwerer Digitalisintoxikationen

Aus den letzten Jahren liegen einige Berichte vor, aus denen zu entnehmen ist, daß in der frühen Vergiftungsphase eine Hyperkaliämie auftreten kann [6, 7, 38, 46], wobei einige der Patienten sogar an einer therapiefraktären Hyperkaliämie starben. Als Ursache hierfür wird eine generelle Hemmung der Natrium-Kalium-aktivierten ATPase der Zellmembranen in der Muskulatur und den Erythrozyten angenommen [24]. Diese Hemmung des Natrium-Kalium-Transportsystems führt zu einem Abfall des intrazellulären Kaliums mit Verminderung des Ruhepotentials. Die Zellen des Myokards verlieren ihre Fähigkeit, als Schrittmacherzellen zu fungieren [44]. Der zeitliche Ablauf einer solchen Hyperkaliämie ist in Abb. 1 dargestellt. Es ergibt sich als Konsequenz, daß bei schweren Digitalisintoxikationen häufige Serum-Kalium-Kontrollen durchzuführen sind, da dann entsprechende therapeutische

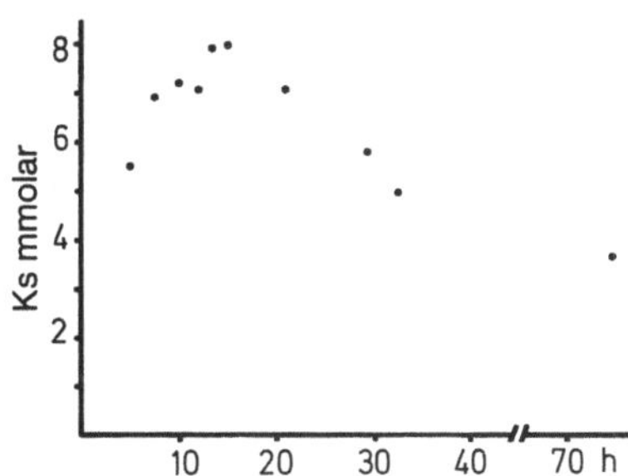

Abb. 1. Hyperkaliämie in der Frühphase einer schweren Digoxinvergiftung nach Einnahme von 12,5 mg Digoxin (nach [38])

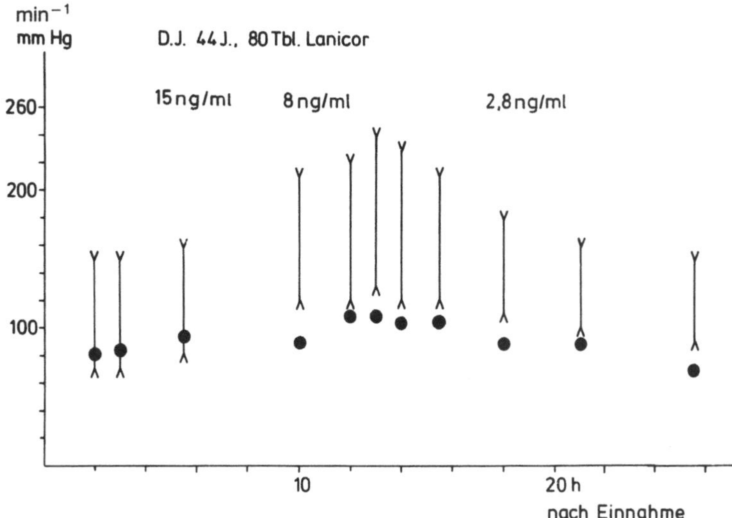

Abb. 2. Krisenhafter Blutdruckanstieg während einer massiven Digoxinvergiftung (nach [27])

Konsequenzen gezogen werden müssen. Es wurde sogar postuliert, daß der Serum-Kaliumspiegel ein vorzügliches prognostisches Kriterium darstellt [6]. In dieser Studie wurden 14 Patienten beobachtet, die ein Serum-Kalium über 5,5 mmol/l aufwiesen und verstarben, während sich Intoxikierte mit normalem Kaliumspiegel trotz schwerer Vergiftung wieder erholten. Bei engmaschiger Überwachung des Serum-Kaliumspiegels und adäquater Therapie dürfte diese Hypothese jedoch nur noch in Einzelfällen zutreffen.

Eine seltene Komplikation bei schweren Digitalisvergiftungen kann auch ein krisenartiger Blutdruckanstieg sein (Abb. 2) [27], wahrscheinlich Ausdruck der direkten vasokonstriktorischen Digitaliswirkung.

Diagnostik der Digitalisintoxikation

In den letzten 10 Jahren besteht die Möglichkeit, die früher ausschließlich klinisch gestellte Diagnose einer Digitalisintoxikation durch die Bestimmung von Plasmakonzentrationen des entsprechenden Glykosids zu erhärten. Die Basis für die dia-

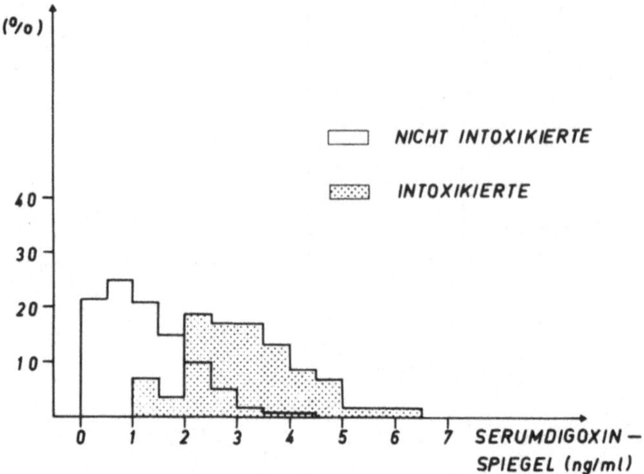

Abb. 3. Frequenzhistogramm, das die prozentuale Verteilung der Serumdigoxinspiegel der intoxikierten Patienten wiedergibt (nach [10])

gnostische Wertigkeit der Blutspiegelbestimmung stellt eine relativ konstante Beziehung zwischen Blutspiegel und Gewebekonzentration dar. Es konnte gezeigt werden, daß – nach abgeschlossenem Verteilungsvorgang – der Blutspiegel den totalen Körpergehalt und die myokardiale Konzentration widerspiegelt [19]. Es ist allgemein akzeptiert, daß die Blutspiegel eines Patientenkollektivs mit klinischen Zeichen einer Digitalisintoxikation höher liegen als bei Patienten mit nebenwirkungsfreier Behandlung. Smith u. Haber [42] fanden in einer größeren Studie bei 90% aller digoxinbehandelten Patienten ohne Vergiftungserscheinungen Blutspiegel von 2,0 ng/ml und darunter, während 87% aller Patienten mit Intoxikationssymptomen Digoxin-Plasmakonzentrationen über 2 ng/ml aufwiesen. Ähnliche Befunde konnten in einer retrospektiven Studie mit 194 Patienten erhoben werden (Abb. 3) [10]. Der mittlere Digoxin-Plasmaspiegel einer Gruppe von 71 klinisch eindeutig intoxikierten Patienten in einer prospektiven Studie betrug 2,9 ± 1,0 ng/ml und unterschied sich signifikant von dem der 172 Patienten ohne Intoxikationssymptome, der 1,2 ± 0,6 ng/ml betrug [28]. Bemerkenswert war dabei, daß die mittleren Digoxindosen dieser beiden Gruppen (0,378 ± 0,15 mg bei den Intoxikierten und 0,351 ± 0,12 mg bei den Nichtintoxikierten) sich nicht signifikant unterschieden. Diese Befunde unterstreichen, daß die Blutspiegel sehr viel zuverlässiger den Digitalisierungsgrad widerspiegeln als die Dosis. Der Grund hierfür war bei der erwähnten Studie vor allem die inadäquate Berücksichtigung der Nierenfunktion, das wesentlichste klinische Unterscheidungsmerkmal beider Gruppen. Die Blutspiegelbestimmung vermag also über die Veränderung pharmakokinetischer Größen zu informieren, was die Standarddosis zur toxischen Dosis machen kann [32].

Der sog. therapeutische Blutspiegelbereich für Digoxin wird heute im allgemeinen zwischen 0,7 und 2,0 ng/ml und für Digitoxin zwischen 10 und 25 ng/ml angegeben.

Wichtig ist, daß die Blutentnahmen zur Blutspiegelbestimmung nicht vor Beendigung des Verteilungsvorgangs, also erst 6–8 h nach der Einnahme, oder aber

Tabelle 3. Speichelelektrolytkonzentrationen bei Digitalistherapie

Autoren	Therapeutisch			Toxisch		
	Ca mmol/l	K mmol/l	Ca × K	Ca mmol/l	K mmol/l	Ca × K
Wotman et al. [50]	1,45 ± 0,45	27,0 ± 5,0	42 ± 19	3,8 ± 1,75	44,5 ± 7,0	163 ± 60
Swanson et al. [48]	3,2 ± 1,0	29,5 ± 6,8	92 ± 29	7,3 ± 3,4	36,6 ± 8,6	253 ± 112
Bolte et al. [8]	1,96 ± 0,94	31,6 ± 8,6	69 ± 43	4,2 ± 1,16	39,38 ± 10,07	178 ± 78
Engel [21]	1,8 ± 1,1	30,5 ± 6,4	81 ± 38	3,05 ± 2,2	35,5 ± 14,6	163 ± 91

am besten morgens vor der Einnahme erfolgen. Die Begriffe „toxische" und „therapeutische" Blutspiegel umfassen in Wirklichkeit weite Konzentrationsbereiche mit individuell deutlich unterschiedlicher Reaktion auch bei identischem Blutspiegel [24]. Hierfür können Veränderungen der Digitalistoleranz maßgeblich sein, die durch Elektrolytstörungen, Veränderungen der Schilddrüsenfunktion oder des Sauerstoffpartialdruckes möglich sind. So erhöhen eine Hypokaliämie, eine Hyperkalzämie oder Sauerstoffmangel die Digitalisempfindlichkeit, so daß bei therapeutischer Plasmakonzentration des jeweiligen Herzglykosids toxische Erscheinungen auftreten können.

Die Digitalisblutspiegelbestimmung kann daher nicht allein als diagnostisches Kriterium einer Intoxikation herangezogen werden. Der Befund einer erhöhten Plasmakonzentration in Gegenwart vieldeutiger klinischer Manifestationen, wie Herzrhythmusstörungen, gastrointestinaler oder neurologischer Symptomatik, kann jedoch die vermutete Diagnose einer Glykosidintoxikation sichern.

Andererseits läßt eine niedrige Digitaliskonzentration im Blut bei AV-Blockierung, ventrikulären Extrasystolen, Übelkeit und Appetitlosigkeit die Annahme zu, daß diese Symptome nicht digitalisbedingt sind, so daß die Therapie fortgeführt werden kann.

Speichelelektrolyte

Eine nützliche Information zum Digitalisierungsgrad, unabhängig von der Struktur des jeweils eingenommenen Glykosids, versprach die Bestimmung der Elektrolyte Kalium und Kalzium im Speichel. Wotman et al. [50] stellten erstmals fest, daß diese Elektrolyte bei Patienten mit Digitalisintoxikation im Speichel höhere Konzentrationen aufweisen als bei digitalisierten Patienten ohne Nebenwirkungen.

Allerdings war ein sehr weiter Überlappungsbereich festzustellen, der dann etwas geringer wurde, wenn das Produkt aus Kalium und Kalzium als Parameter herangezogen wurde (Tabelle 3). In weiteren Studien ließen sich ähnliche Befunde erheben [8, 21, 48]. Trotzdem hat dieses Verfahren bisher keine weitergehende diagnostische Bedeutung erlangt. Von größerer diagnostischer Relevanz könnte die Bestimmung der Magnesiumkonzentration im Speichel sein. In einer prospektiven Studie wurde bei 168 Patienten während einer Digitalistherapie die Magnesiumkonzentration im Speichel mit Hilfe der Atomabsorptionsspektrophotometrie neben der Erfassung klinischer Daten und der Digitalisblutspiegelbestimmung ermittelt [28]. Dabei zeigte sich, daß die Magnesiumkonzentration im Speichel bei Patienten unter Digitalistherapie ohne Nebenwirkungserscheinungen signifikant höher lag (0,58 ± 0,34 mmol/l, n = 96) als bei Patienten ohne Digitalistherapie (0,15 ± 0,07 mmol/l, n = 35). Patienten mit klinisch sicheren Überdosierungssymptomen hatten eine mittlere Magnesiumkonzentration im Speichel von 1,1 ± 0,65 mmol/l (n = 32). Bei 89% der intoxikierten Patienten lag die Magnesiumspeichelkonzentration über 1,0 mmol/l, während 97% der nichtintoxikierten Patienten Magnesiumspiegel unter 1 mmol/l aufwiesen. Die Überschneidung zwischen der Gruppe der nichtintoxikierten und der Patienten, die Überdosierungszeichen hatten, war geringer als dies für Kalium und Kalzium im Speichel bei den gleichen Patienten der Fall war, so daß diesem Parameter als zusätzliche, einfache Möglichkeit der Überprüfung des Digitalisierungsgrades einige Bedeutung zukommen dürfte.

Der Mechanismus dieser Veränderungen der Speichelelektrolyte ist nicht völlig geklärt, sie wurden jedoch weitgehend der Hemmung der ($Na^+ + K^+$)-ATPase zugeschrieben [50]. Auch Magnesium wird zur Aktivierung dieses Enzyms benötigt, so daß eine Hemmung zu einem Anstieg der Speichelkonzentration führen könnte. Dies stimmt gut überein mit der Zunahme der Magnesiumausscheidung im Urin unter Digitalis [40]. Weitere klinische Untersuchungen zur Bestätigung der Wertigkeit der Magnesiumbestimmung im Speichel sind notwendig.

Therapie der Digitalisintoxikation

Bei einem überwiegenden Teil der Patienten mit Digitalisintoxikation genügt bei raschem Erkennen dieser Komplikation das unmittelbare Absetzen der Herzglykoside und die sorgfältige Überwachung des Patienten. Dies gilt vor allem bei vereinzelt auftretenden ventrikulären Extrasystolen, einem AV-Block I. Grades oder Vorhofflimmern mit langsamer Kammerfrequenz [15]. Alle Einflüsse, die zu einer Veränderung der Digitalistoleranz führen könnten, sind strikt zu vermeiden oder müssen unmittelbar korrigiert werden. Voraussetzung hierfür sind engmaschige Kontrolle der Kaliumkonzentration im Blut und eine ausreichende Sauerstoffzufuhr.

Jeder Patient mit ernsten digitalisinduzierten Herzrhythmusstörungen sollte unter Monitorüberwachung auf einer Intensivstation betreut werden. Dies hat auch dann Gültigkeit, wenn Patienten, die große Glykosidmengen eingenommen haben, noch völlig asymptomatisch sind.

Zur symptomatischen Therapie können in Abhängigkeit von der klinischen Situation verschiedene Medikamente oral, intramuskulär oder intravenös verabreicht werden (Tabelle 4), wobei kein Pharmakon als spezieller Digitalisantagonist zur Verfügung steht. Herzrhythmusstörungen, welche durch zu rasche oder zu langsame Kammerfrequenz das Herzminutenvolumen deutlich vermindern, bedürfen einer aktiven Therapie. Bevorzugte Indikationen, Dosismengen und Kontraindikationen der einzelnen Arzneimittel sind in Tabelle 4 wiedergegeben.

Kalium

Kalium verdrängt an isolierten Herzmuskelzellmembranen Digoxin aus seiner spezifischen Bindung [22, 23], wirkt dadurch dem Glykosideffekt entgegen und erfüllt

Tabelle 4. Symptomatische Therapie der Digitalisintoxikation

Therapie	Indikation	Leichte Intoxikation	Schwere Intoxikation	Kontraindikation
Sofortiges Absetzen von Digitalis!				
Kalium	Hypokaliämie u. K^+ bis 5 mmol/l	40 mmol mehrfach p. o.	40–60 mmol als Infusion (4 h) häufige Serum-K-Ktr.	Hyperkaliämie, AV- oder SA-Block, Niereninsuffizienz
Magnesiumsulfat	Hypomagnesiämie		Infusion 1 ml/min (20 ml einer 20%igen Lösung)	Nur auf Intensivstation
Insulin u. Glucose	Hyperkaliämie	-	150 ml 20% Glucose + 20 E Altinsulin	Nur auf Intensivstation
Diphenylhydantoin (Phenhydan, Zentropil)	VES, ventrik. Tachykardie	3 × 100 mg p. o.	100 mg langsam i. v.	AV-Block II., III. Grades, SA-Block
Lidocain (Xylocain)	VES, ventrik. Tachykardie	-	50–100 mg als i. v., dann 1–4 mg/min als Infusion	AV-Block II., III. Grades, SA-Block
Atropin	Sinusbradykardie, AV-Block, SA-Block	0,5–1,0 mg	0,5 mg i. v.	Tachyarrhythmie
Propranolol (Dociton)	supraventrik. Tachykardie	20–40 mg 3 × tgl. p. o.	1,0 mg i. v., nach 5 min. evtl. 2. Dosis	Bradykardie, Block, Herzinsuffizienz
Passagerer Schrittmacher	AV-Block III. Grades, gelegentlich II. Grades + SA-Block	-	+	-
Defibrillation			+	

damit noch am ehesten die Forderung einer antagonistischen Wirkung. Eine Kaliumtherapie empfiehlt sich natürlich besonders, wenn eine Hypokaliämie Ursache einer Erniedrigung der Digitalistoleranz ist. Aber auch dann, wenn das Serumkalium im Normbereich gemessen wird, hat sich die Gabe von Kalium - auch in oraler Form - bewährt [22]. Dies ist bei leichteren Intoxikationen mit nicht hämodynamisch wirksamen ventrikulären Extrasystolen ausreichend. Als Kaliumchlorid wird Kalium in einer oralen Dosis von 60–80 mmol verabreicht [16], wobei nach 40 mmol Kalium der Kaliumspiegel um etwa 0,5–1,0 mmol/l ansteigen kann [22]. Bei gehäuften ventrikulären Extrasystolen oder Tachyarrhythmien ist die intravenöse Verabreichung vorzuziehen. Initial sollten 40–60 mmol über 2–3 h infundiert werden. Dadurch ist die Bilanzierung erleichtert, und die Therapie kann jederzeit unterbrochen werden. Dies gewinnt vor allem unter dem Gesichtspunkt Bedeutung, daß im Rahmen schwerer Vergiftungen in den ersten 24 h oft bedrohliche Hyperkaliämien auftreten können [24]. – Häufige Bestimmungen des Serumkaliums sind daher indiziert.

Zur Therapie dieser Hyperkaliämien, die nicht selten die Todesursache bei schweren Vergiftungen darstellen [6], muß eine Therapie mit intravenöser Infusion von hochprozentiger Glucose und Insulin, evtl. unter gleichzeitiger Verabreichung von Natriumbikarbonat, zur Verschiebung des Blut-pH zur Alkalisierung durchgeführt werden [7, 13]. Auch der Einsatz der Hämodialyse kann aus dieser Indikation heraus erforderlich sein [7].

Die Gabe von Kalium ist absolut kontraindiziert bei Niereninsuffizienz oder Hyperkaliämien. Eine relative Kontraindikation stellt eine SA- oder höhergradige AV-Blockierung dar, es sei denn, der Kaliumspiegel wäre sehr niedrig.

Magnesium

Auch eine Hypomagnesiämie vermag die Digitalistoleranz zu erniedrigen [5]. Daher kann auch die Verabreichung von Magnesium bei bestehender Hypomagnesiämie eine sinnvolle Maßnahme sein [16]. Magnesium kann als langsame Infusion (20 ml einer 20%igen Lösung) unter ständiger EKG-Kontrolle verabfolgt werden.

Diphenylhydantoin (Phenhydan, Zentropil)

Zahlreiche klinische Untersuchungen haben gezeigt, daß Diphenylhydantoin effektiv zur Behandlung digitalisinduzierter Arrhythmien eingesetzt werden kann [17, 31, 43]. Dies gilt für paroxysmale Vorhoftachykardien, Knotentachykardien, wandernde Vorhofschrittmacher, ventrikuläre multifokale Extrasystolen und ventrikuläre Tachykardien. Dieses Antiarrhythmikum scheint einen gewissen glykosidantagonistischen Effekt zu besitzen [31]. Im Experiment verdrängt es Herzglykoside aus ihrer Rezeptorbindung [31]. Diphenylhydantoin hat nur einen geringen Effekt auf die sinuatriale Frequenz, die Reizleitung in Vorhof, AV-Knoten und im His-Purkinje-System [17]. Es gibt sogar Beobachtungen bei schweren Digitalisvergiftungen, wo nach wiederholter intravenöser Verabreichung dieses Arzneimittels in kleineren Dosen (25 mg) die atrioventrikuläre Überleitung beschleunigt und darüber hinaus ventrikuläre Extrasystolen unterdrückt wurden [38, 47]. Ist das Ziel der Therapie nur die Beseitigung der digitalisinduzierten ventrikulären Extrasystolie, so ist zu empfehlen, 100 mg Diphenylhydantoin über 3 min intravenös zu injizieren und bei ausbleibendem Erfolg diese nach 5 min zu wiederholen. Auch eine weitere Injektion ist bei Monitorkontrolle möglich. Die Wirkungsdauer beträgt etwa 4–6 h [16]. Ist die Therapie erfolgreich, sollten oral 400–600 mg täglich in geteilter Dosierung weitergegeben werden. Nebenwirkungen der akuten Gabe können Atemstillstand, vorübergehender Blutdruckabfall, eine Bradykardie, Schwindel und urtikarielle Hautreaktionen sein [16]. Es gibt Hinweise, daß Diphenylhydantoin von prophylaktischem Wert vor einer elektrischen Kardioversion bei digitalisierten Patienten sein kann [15]. Man geht dabei davon aus, daß das Medikament die elektrophysiologische Wirkung von Digitalis antagonisiert und damit durch die elektrische Energie induzierte Extrasystolen durch eine Erhöhung der Schwelle zu verhüten vermag.

Lidocain (Xylocain)

Alternativ zu Diphenylhydantoin kann Lidocain eingesetzt werden, das bei digitalisinduzierter Kammerarrhythmie eine gute Wirksamkeit besitzt. Der antiarrhythmische Effekt beruht auf einer Erhöhung der diastolischen Reizschwelle, vor allem im Bereich der Kammern und in einer Verlängerung der Erregungsleitung und der effektiven Refraktärzeit. Die physiologische Reizbildung wird kaum beeinflußt. Der Vorteil dieses Medikaments ist die rasch eintretende Wirkung, wobei auch die kurze Wirkungsdauer unter Umständen vorteilhaft sein kann. Lidocain wird bei gehäuften ventrikulären Extrasystolen oder Kammertachykardien als intravenöse Bolusinjektion von 1–2 mg/kg KG gegeben. Diese Injektion kann nach 20 min wiederholt werden. Danach sollte sich eine Dauerinfusion mit 15–20 μg/kg KG/min anschließen.

β-Rezeptorenblocker

β-Rezeptorenblocker verhindern die katecholaminbedingte Zunahme der diastolischen Depolarisation. Da ein erhöhter Sympthikotonus als ein pathogenetischer Faktor digitalisinduzierter Arrhythmien angesehen wird [43], muß ihm ein guter antiarrhythmischer Effekt bei digitalogener Arrhythmie zukommen. β-Sympathikolytika mit Membraneigenwirkung vermindern die spontane diastolische Depolarisation von Purkinje-Fasern, auch ohne die Anwesenheit von Katecholaminen. Insbesondere Propranolol hat sich bei digitalogenen Kammerextrasystolen bewährt [16]. Propranolol verlängert die Refraktärzeit der Vorhof- und Ventrikelmuskulatur und verlangsamt die Leitungsgeschwindigkeit. Unerwünscht ist dabei eine weitere Verlängerung der sinuatrialen oder atrioventrikulären Überleitung sowie eine Verschlechterung der myokardialen Leistung bei Patienten mit Herzinsuffizienz. Bei leichterer Digitalisintoxikation mit ventrikulärer Extrasystolie oder supraventrikulärer Tachykardie können 3mal 40 mg Propranolol peroral gegeben werden. Bei schwerer Digitalisintoxikation sollten jedoch zunächst andere Antiarrhythmika gegeben werden.

Atropin

Bei bradykarden Herzrhythmusstörungen, welche als Folge der Digitalistherapie zu einer kritischen Verschlimmerung der Hämodynamik führen – AV-Block II. und III. Grades, Vorhofflimmern mit zu langsamer Kammerfrequenz –, stellt Atropin das Mittel der Wahl dar und kann bei wiederholter Anwendung bis zum Abklingen des toxischen Digitaliseffektes die Situation überbrücken. Selbst bei digitalisinduziertem AV-Block III. Grades ist nicht in jedem Fall eine Behandlung erforderlich, da hierbei die Kammerfrequenz meist höher ist als beim kompletten AV-Block anderer Ursache [16]. Da die Ventrikelmuskulatur parasympathisch praktisch nicht innerviert ist, werden die distalen Anteile des Erregungsleitungssystems durch Vagolytika nicht beeinflußt. Atropin führt also nicht zu einer Steigerung der Irritabilität des Ventrikelmyokards und ist damit insbesondere bei der Behandlung digitalisinduzierter Bradykardien von Vorteil.

In der Regel werden 0,5 mg subkutan oder intravenös gegeben. Diese Therapie ist nicht in jedem Falle wirksam. Die Applikation von Orciprenalin (Alupent) sollte vermieden werden, da hierbei eine zu große Wahrscheinlichkeit des Auftretens von Ektopien besteht. Bei kritischen Bradykardien ist das Legen einer passageren, transvenösen Schrittmachersonde die sicherste und eine in der Klinik leicht zu handhabende Therapie. Dies gilt insbesondere nach dem Auftreten von Adams-Stokes-Anfällen.

Kardioversion

Obwohl die Anwendung elektrischer Energie in Form der Kardioversion grundsätzlich bei digitalisbehandelten Patienten nicht ratsam ist, da ernste Arrhythmien und sogar Kammerflimmern danach auftreten können [37], muß natürlich bei Kammerflattern oder Kammerflimmern defibrilliert werden. Die prophylaktische Gabe von Diphenylhydantoin kann dabei ernste Arrhythmien nach erfolgter Defibrillation unterdrücken [15]. Das Risiko der Kardioversion ist geringer, wenn niedrige Energie angewandt wird [34].

Akute Intoxikation mit extremen Glykosiddosen

Bei Einnahme extremer Digitalisdosen, akzidentell oder in suizidaler Absicht, darf außerhalb der Klinik keine spezielle Therapie erfolgen. Zunächst stehen Entgiftungsmaßnahmen im Vordergrund, welche die Resorption der eingenommenen Dosis vermindern sollen. Sie müssen stets unter Monitorkontrolle auf einer Intensivstation erfolgen. Dies gilt auch für das provozierte Erbrechen, was zu einer Verstärkung der digitalisinduzierten Vagusstimulation führen kann. Die nächste Maßnahme der primären Giftelimination ist die Magenspülung nach vorheriger Atropingabe. Anschließend empfiehlt sich die Verabreichung von Kohle oder Cholestyramin (Quantalan, Cuemid) und die Einleitung einer forcierten Diarrhö, um noch eine möglichst große Glykosidmenge im Darm abzufangen. Diese Maßnahmen erscheinen bis zu 24 h nach der Einnahme noch sinnvoll, da bei oraler Ingestion hoher Digitalisdosen eine erheblich verzögerte Resorption wahrscheinlich ist [7, 47].

Von größerer Bedeutung als die rein symptomatische Therapie für die Prognose der schweren Digitalisvergiftung wären Maßnahmen, welche die Glykosidkonzentration im Gewebe durch Beschleunigung der Elimination senken, um damit Dauer und Schwere der Vergiftung zu beeinflussen. Eine derartige kausale Therapie könnte insbesondere bei Einnahme extremer Digitoxindosen mit toxischen Blutspiegelbereichen über Wochen lebensrettend sein.

Forcierte Diurese [20], Peritonealdialyse und Hämodialyse [1] haben sich als unwirksam erwiesen.

In den letzten Jahren konnte jedoch die Effektivität einiger neuerer Methoden zur Elimination von Herzglykosiden eindrucksvoll belegt werden (Tabelle 5).

Tabelle 5. Kausale Therapie der Digitalisintoxikation

Therapie	Indikation	Leichte Intoxikation	Schwere Intoxikation	Kontra-indikation
Cholestyramin (Quantalan, Cuemid)	Digitoxin-intoxikation	3 × 4 g p.o.	(6 × 4 g p.o.)	–
Hämoperfusion mit Aktivkohle oder Austauscher-harz	Digitoxin-intoxikation	–	2 × 8 h.	Gerinnungs-störungen
Plasmasepara-tion?	Digitoxin-intoxikation	–		Schock
Infusion mit F_{ab}-Fragmenten von Digitalis-antikörpern	Digoxin- und Digitoxin-intoxikation	–	Äquimolar, 2 h als In-fusion	–

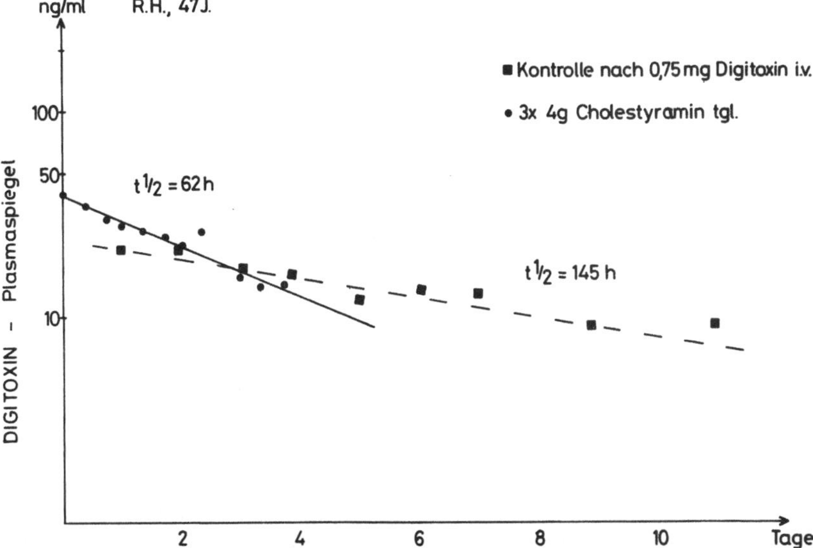

Abb. 4. Digitoxin-Plasmaspiegel während der Verabreichung von 3mal 4 g Cholestyramin im Vergleich zu einer Kontrolluntersuchung bei derselben Patientin nach 3 Wochen (nach [27])

Cholestyramin

Caldwell u. Greenberger [11] konnten im Tierexperiment zeigen, daß die Verabreichung des steroidbindenden Austauscherharzes Cholestyramin die Digitoxinelimination zu beschleunigen vermag. Sie führen diesen Effekt auf die Unterbrechung des enterohepatischen Kreislaufs von Digitoxin zurück und fanden beim Menschen eine Abnahme der Serumhalbwertszeit der chloroformextrahierbaren Radioaktivität nach Gabe von tritiummarkiertem Digitoxin von 6 auf 4,5 Tage [12]. Diese Befunde bei Versuchspersonen wurden durch die Ergebnisse nach Applikation von Cholestyramin bei vergifteten Patienten unterstützt, die eine beträchtliche Senkung der Digitoxinblutspiegel nachweisen [3]. Abb. 4 zeigt die Verkürzung der Halbwertszeit von Digitoxin nach einer suizidalen Digitoxinvergiftung von 6 Tagen, gemessen in einer Kontrollperiode nach 3 Wochen bei dem gleichen Patienten, auf 60 h [27]. Die tägliche Dosis betrug dabei 3mal 4 g. Die Gabe von Cholestyramin stellt also eine Möglichkeit dar, die Dauer einer Digitoxinvergiftung erheblich zu verkürzen. Wahrscheinlich wird der Effekt bei einer akut lebensbedrohlichen Intoxikation jedoch nicht rasch genug eintreten, auch wenn höhere Dosierungen von Cholestyramin (4mal 8 g) gegeben werden können.

Da Digoxin einen minimalen enterohepatischen Kreislauf aufweist [43], ist bei Vergiftung mit diesem Glykosid nur eine Beeinträchtigung der Resorption durch die Gabe von Cholestyramin in einer frühen Phase der Vergiftung zu erwarten [43].

Hämoperfusion

Die 1974 in die Klinik eingeführte Hämoperfusion mit beschichteter Aktivkohle oder Austauscherharzen hat sich seither bei vielen Intoxikationen anderen Eliminationsverfahren als überlegen erwiesen [49]. Da es sich dabei um eine Methode handelt, die einen Stoff primär aus dem Blut eliminiert, sind die pharmakokinetischen Voraussetzungen für Digoxin und Digitoxin unterschiedlich. Digoxin befindet sich nach abgeschlossener Verteilung zu weniger als 1% im Intravasalraum [20]. Daher werden Entgiftungsverfahren aus dem Blut theoretisch für Intoxikationen mit diesem Glykosid ungeeignet sein, die Gewebskonzentration der Substanz effektiv zu senken. Trotzdem gibt es Befunde, die für einen erfolgreichen Einsatz der Hämoperfusion bei Digoxinvergiftungen sprechen [14, 41]. Bei genauer Analyse der Ergebnisse muß jedoch bemerkt werden, daß in der Regel die in der Verteilungsphase auch spontan rasch abfallenden Blutspiegel zur Bewertung herangezogen und die eliminierten Digoxinmengen nicht berechnet wurden. Darüber hinaus wird selten berücksichtigt, daß die Verteilungsphase nach Einnahme großer Dosen offensichtlich verlängert ist [38, 44], so daß bei der Berechnung der Plasmahalbwertszeit nicht unbedingt die Pharmakokinetik therapeutischer Dosen zugrundegelegt werden kann. Andererseits bestünde gerade beim Einsatz der Hämoperfusion noch innerhalb dieser Verteilungsphase mit einem höheren Digoxinanteil im Blut unter Umständen doch die theoretische Möglichkeit einer höheren Elimination. Bei der Simulation dieser frühen Verteilungsphase durch Infusion von Digoxin bei Patienten während laufender Hämoperfusion, die aus anderen Gründen durchgeführt werden mußte, ließ sich zwar ein gutes Eliminationsvermögen der Hämoperfusion für Digoxin nachweisen, jedoch betrug die eliminierte Glykosidmenge auch unter diesen außerordentlich günstigen Bedingungen nur 5% der im Körper befindlichen Dosis innerhalb einer 6stündigen Behandlungsperiode, wie dies aus Tabelle 6 zu ersehen ist.

Die Eliminationsfähigkeit für Digitoxin ist zwar wegen der hohen Eiweißbindung geringer (Tabelle 6), der eliminierte Dosisanteil aber wesentlich höher und mit 24% in einem für die praktische Therapie sehr interessanten Bereich. Digitoxin hat

Tabelle 6. Digoxin- bzw. Digitoxinclearance und eliminierter Dosisanteil nach i. v. Injektion vor Beginn und Infusion von 0,5 mg über 4 h während 6stündiger Hämoperfusion (Mittelwert von jeweils 2 Patienten)

	Flow (ml/min)	Clearance (ml/min)	Eliminierter Dosisanteil (%)
Digoxin	148	76	5
Digitoxin	134	41	24

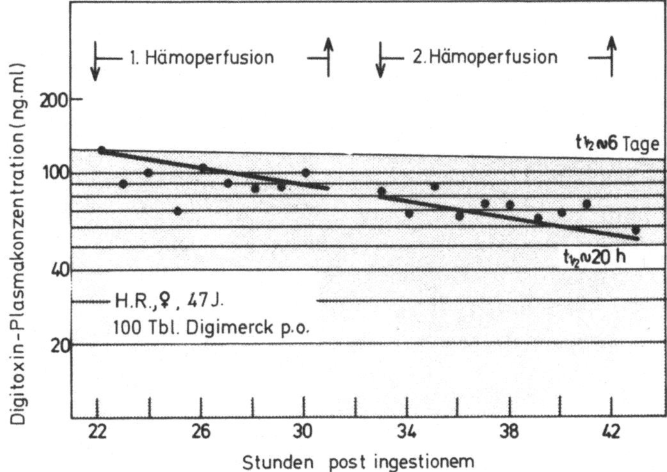

Abb. 5. Digitoxin-Plasmaspiegel bei einer schweren suizidalen Vergiftung mit 10 mg Digitoxin während zwei aufeinanderfolgenden Hämoperfusionsperioden (nach [27])

verglichen mit Digoxin ein wesentlich geringeres effektives Verteilungsvolumen (etwa 60 l im Vergleich zu 700 l). Das bedeutet, daß der proportionale Anteil dieses Glykosids im Blut wesentlich höher ist und erklärt die gute Wirksamkeit der Hämoperfusion unter therapeutischen Bedingungen. Daß diese Ergebnisse auch bei einer schweren Digitoxinvergiftung gültig sind, ließ sich durch den erstmaligen Einsatz dieses Verfahrens bei einer lebensbedrohlichen Digitoxinintoxikation bestätigen [26]. Eine 47 Jahre alte Frau hatte in suizidaler Absicht 100 Tabletten Digimerck, entsprechend 10 mg Digitoxin, eingenommen. 12 h nach Ingestion bei einem Digitoxinblutspiegel von 158 ng/ml kam es zu Kammerflimmern, das durch Defibrillation behoben werden konnte. Unter diesen Bedingungen hätten bei spontaner Elimination des Glykosids mit einer später bei der gleichen Patientin gemessenen Plasmahalbwertszeit von 6 Tagen über 2 Wochen, toxische Blut- und Gewebskonzentrationen bestanden, mit hoher Wahrscheinlichkeit weiterer bedrohlicher Komplikationen. Durch 2malige, 8stündige Hämoperfusion über beschichtete Aktivkohle innerhalb von 24 h fielen die Blutspiegel mit einer Halbwertszeit von 20 h ab und erreichten dabei fast den sog. therapeutischen Bereich (Abb. 5). Zu dieser Zeit waren sämtliche subjektiven und objektiven Symptome einer Digitalisintoxikation auch ohne symptomatische Therapie verschwunden.

Der Einsatz der Hämoperfusion bei Digitalisintoxikation ist daher unterschiedlich zu beurteilen: Bei Vergiftungen mit Digoxin können keine nennenswerten Mengen dieses Glykosids aus dem Organismus entfernt werden, während der Körperbestand von Digitoxin wirkungsvoll durch die Hämoperfusion mit beschichteter Aktivkohle vermindert werden kann.

Eine Kontraindikation für den Einsatz dieses Verfahrens stellt nur eine schwere Gerinnungsstörung – vor allem bei nachgewiesener Thrombopenie – dar.

Plasmaseparation

Erste Befunde nach Gabe therapeutischer Dosen Digitoxin bei Patienten, die wegen neurologischer Autoimmunerkrankungen mit Plasmaseparation behandelt wurden, weisen darauf hin, daß auch durch dieses Verfahren relevante Anteile des Körperbestandes von Digitoxin eliminiert werden können [36]. In einer 80minütigen Behandlungsperiode konnten im Mittel 6% des Körperbestandes von Digitoxin entfernt werden. Demnach wäre durch mehrere Behandlungsperioden mit diesem Verfahren eine toxikologisch effektive Elimination von Digitoxin möglich. Es steht jedoch noch die Bestätigung dieser Maßnahme durch die Behandlung einer schweren Digitoxinintoxikation aus.

Es ist aufgrund des hohen Verteilungsvolumens von Digoxin nicht zu erwarten, daß dieses Glykosid in nennenswerter Menge durch Plasmaseparation zu eliminieren ist.

Glykosidspezifische Antikörper

Schmitt u. Butler [39] konnten erstmals zeigen, daß Serum von mit einem Digoxin-Albumin-Konjugat immunisierten Tieren Effekte einer letalen Digoxindosis im Tierexperiment aufheben kann. Um dieses neue therapeutische Prinzip auch beim Menschen anwenden zu können, mußten die Digoxinantikörper isoliert werden, was durch Affinitätschromatographie gelang und schließlich aus dem digoxinspezifischen IgG-Molekül durch enzymatische Spaltung F_{ab}-Fragmente mit einem Molekulargewicht von 50000 gewonnen werden [45]. Diese besitzen aufgrund des fehlenden F_c-Anteils wahrscheinlich eine geringere Immunogenität und werden mit einer kürzeren Halbwertszeit renal ausgeschieden. Sie waren in der Lage, toxische und pharmakologische Digitaliswirkungen im Tierexperiment aufzuheben [45]. Der Wirkungsmechanismus dieser Therapie wird in einer Unterbrechung der digitalisbedingten Hemmung der Membran-ATPase gesehen [45]. Erstmals wurden F_{ab}-Fragmente von Digoxinantikörpern therapeutisch bei einem Patienten mit schwerer Digoxinintoxikation und therapierefraktärer Hyperkaliämie eingesetzt [46]. Eine äquimolare Dosierung der F_{ab}-Fragmente wurde in einer halben Stunde infundiert und führte innerhalb weniger Stunden zu einer dramatischen Besserung der Symptomatik. Wie Abb. 6 zeigt, kam es zu einem steilen Abfall der Digoxinblutspiegel auf nahezu 0 bei gleichzeitig über 10fachem Anstieg der Digoxin-F_{ab}Fragmentkonzentration. Diese Zunahme spricht dafür, daß Digoxinmoleküle vom Rezeptor gelöst wurden. Der Komplex wurde dann renal ausgeschieden. Es fanden sich keine

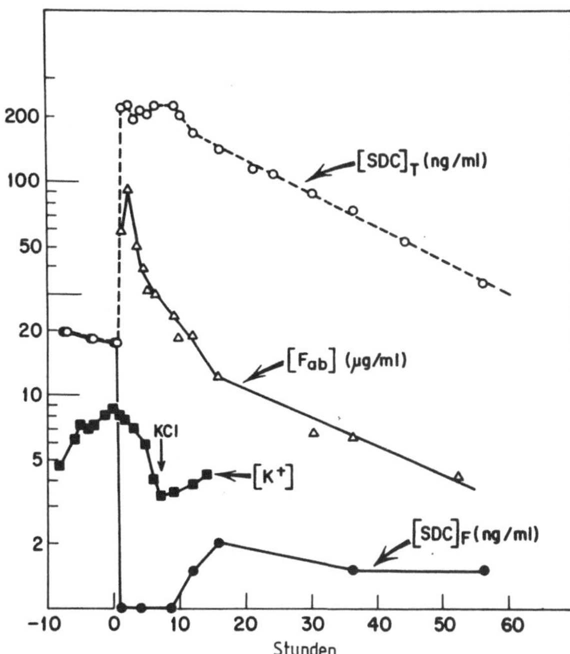

Abb. 6. Verlauf einer schweren akuten oralen Digoxinvergiftung mit therapierefraktärer Hyperkaliämie vor und nach i. v. Gabe von F_{ab}-Fragmenten von Digoxinantikörpern. Angegeben ist die freie Digoxinkonzentration $[SDC]_F$, die totale Serum-Digoxinkonzentration $[SDC]_T$, die Konzentration der Antikörperfragmente *(F_{ab})* (nach [46])

Hinweise auf immunologische Spätreaktionen. Auch eine schwere chronische Digoxinintoxikation bei einem Patienten mit Niereninsuffizienz könnte durch dieses Verfahren erfolgreich behandelt werden [30]. Für Digitoxinvergiftungen besteht die Möglichkeit der Antikörpertherapie ebenfalls, wie tierexperimentelle Befunde gezeigt haben [35].

Dieses sehr vielversprechende Verfahren für schwere Vergiftungen steht jetzt auch in Deutschland zur Verfügung, da die Fa. Boehringer Mannheim diese Antikörper für die Therapie entwickelt hat.

Literatur

1. Ackerman GL, Doherty JE, Flanigan WJ (1967) Peritoneal dialysis and hemodialysis of tritiated digoxin. Ann Intern Med 67: 718–723
2. Alken RG, Semjan R, Miller A, Rietbrock N (1980) Farbsehstörungen unter Digoxintherapie. Verh Dtsch Ges Inn Med 86: 1276–1280
3. Bazzano G, Bazzano GS (1972) Digitalis intoxication – Treatment with a new steroid binding resin. JAMA 220: 828–830
4. Beller GA, Smith TW, Abelmann WH, Haber E, Hood WB (1971) Digitalis intoxication. A prospective study with serum level correlations. N Engl J Med 284: 989–997
5. Beller GA, Hood WB, Smith TW, Abelmann WH, Wacker WEC (1974) Correlation of serum magnesium levels and cardiac digitalis intoxication. Am J Cardiol 33: 225–229

6. Bismuth C, Gaultier M, Conso F, Effhymiou ML (1973) Hyperkalemia in acute digitalis poisoning: Diagnostic significance and therapeutic implications. Clin Toxicol 6: 153–162
7. Bodem G, Gilfrich HJ, Aulepp H, Ochs H, Dengler HJ (1977) Klinische und pharmakokinetische Untersuchungen zur Digitalisintoxikation. Klin Wochenschr 55: 13
8. Bolte HD, Buckesfeld R, Lankisch PK, Larbig D (1973) Speichelelektrolyte und Glykosidintoxikation. Dtsch Ges Inn Med 79: 1047–1050
9. Borison HL, Wang SC (1953) Physiology and pharmacology of vomiting. Pharmacol Rev 5: 193–230
10. Busemeyer I (1978) Retrospektive Studie zur Problematik der Digitalisintoxikation. Med Dissertation, Universität Mainz
11. Caldwell JH, Greenberger NJ (1971) Interruption of enterohepatic circulation of digitoxin by cholestyramine. I. Protection against lethal digitoxin intoxication. J Clin Invest 50: 2626–2637
12. Caldwell JH, Bush CA, Greenberger NJ (1971) Interruption of the enterohepatic circulation of digitoxin by cholestyramine. II. Effect on metabolic disposition of tritium labelled digitoxin and cardiac systolic intervals in man. J Clin Invest 50: 2638
13. Carroll HJ, Oh MS (1978) Water, electrolyte and acid-base metabolism: Diagnosis and management. Lippincott, Philadelphia
14. Carvallo A, Ramirez B, Honig H, Knepshield I, Schreiner GE, Gelfand MC (1976) Treatment of digitalis intoxication by charcoal hemoperfusion (CHP). Trans Am Soc Artif Intern Organs 22: 718–722
15. Chung EK (1969) Digitalis intoxication. Williams & Wilkins, Baltimore
16. Chung EK (1972) Digitalis intoxication. Postgrad Med J 48: 163–179
17. Conn RD (1965) Diphenylhydantoin sodium in cardiac arrhythmias. N Engl J Med 272: 277–282
18. Cook LS, Doherty JE (1980) Digoxin: Uptake into and distribution in the peripheral nervous system. Circulation 62: 257
19. Dengler HJ, Bodem G, Gilfrich HJ (1978) Digoxin pharmacokinetics and their relation to clinical dosage parameters. In: Bodem G, Dengler HJ (eds) Cardiac glycosides. Springer, Berlin Heidelberg New York, pp 211–225
20. Doherty JE (1968) The clinical pharmacology of digitalis glycosides. Am J Med Sci 255: 382–414
21. Engel HJ (1979) Digoxinplasmaspiegel und Speichelelektrolyte. Med. Dissertation, Universität Mainz
22. Erdmann E (1977) Die Herzglykosidintoxikation. D Inform Arzt 11: 102–112
23. Erdmann E, Presek P, Swozil RR (1976) Über den Einfluß von Kalium auf die Bindung von Strophanthin an menschlicher Herzmuskelzellmembran. Klin Wochenschr 54: 383–387
24. Gilfrich HJ, Schölmerich P (1975) Digitalisintoxikation. Dtsch Med Wochenschr 15: 831–838
25. Gilfrich HJ, Okonek S, Manns M, Schuster CJ (1978) Digoxin and digitoxin elimination in man by charcoal hemoperfusion. Klin Wochenschr 56: 1179–1183
26. Gilfrich HJ, Kasper W, Meinertz T, Okonek S, Bork R (1978) Treatment of massive digitoxin overdose by charcoal hemoperfusion. Lancet I: 505
27. Gilfrich HJ, Okonek S, Schölmerich P (1979) Ursachen, Erkennung und Behandlung der Glykosidintoxikation. In: Hierholzer K, Rietbrock N (Hrsg) Physiologische und pharmakologische Grundlagen der Therapie. Vieweg, Braunschweig, S 107–118
28. Gilfrich HJ, Engel HJ, Prellwitz W (1981) Magnesium in saliva – an indicator of digitalis toxicity. Klin Wochenschr 59: 617–621
29. Gillis RA, Pearle DL, Levitt B (1975) Digitalis: A neuroexcitatory drug. Circulation 52: 739–742
30. Hess T, Stucki P, Barandun S, Scholtysik G, Riesen W (1979) Antikörperbehandlung einer Digoxin-Intoxikation bei einem Patienten mit Niereninsuffizienz. Dtsch Med Wochenschr 104: 1273–1277
31. Jahrmärker H (1978) Treatment od digitalis intoxication. In: Bodem G, Dengler HJ (eds) Cardiac glycosides. Springer, Berlin Heidelberg New York, pp 367–373
32. Koch-Weser J, Duhme DW, Greenblatt DJ (1974) Influence of serum digoxin concentration measurements on frequency of digitoxicity. Clin Pharmacol Ther 16: 284–287
33. Levitt B, Cagin NA, Sonberg J, Bounos H, Mittag T, Raines A (1973) Alteration of the effects and distribution of ouabain by spinal cord transsection in the cat. J Pharmacol Exp Ther 185: 24–31

34. Lown B, Kleiger R, Williams J (1965) Cardioversion and digitalis drugs: Changed threshold to electric shock in digitalized animals. Circ Res 17: 519–531
35. Ochs HR, Smith TW (1977) Reversal of advanced digitoxin toxicity and modification of pharmacokinetics by specific antibodies and Fab fragments. J Clin Invest 60: 1303–1313
36. Peters U, Risler T, Grabensee B (1981) Ist die Plasmaseparation zur Behandlung der lebensbedrohlichen Digitoxinintoxikation geeignet? Intensivmedizin 18: 34–37
37. Rietbrock N, Kewitz H (1980) Wahl des Herzglykosids. MMW 122: 775–776
38. Rumack BH, Wolfe RR, Gilfrich HJ (1974) Diphenylhydantoin treatment of massive digoxin overdose. Br Heart J 36: 405–408
39. Schmidt DH, Butler VP (1971) Reversal of digoxin toxicity with specific antibodies. J Clin Invest 50: 1738–1744
40. Simon H, Schweikert U, Trübestein G, Esser H, Fricke G (1972) Serum-Magnesium bei Patienten mit myokardialer Insuffizienz unter der Therapie mit Glykosiden und Furosemid. Klin Wochenschr 50: 247–249
41. Smiley JW, March NM, Del Guercio ET (1978) Hemoperfusion in the management of digoxin toxicity. JAMA 240: 2736–2737
42. Smith TW, Haber E (1970) Digoxin intoxication; the relationship of clinical presentation to serum digoxin concentration. J Clin Invest 49: 2377–2381
43. Smith TW, Haber E (1973) Digitalis (Fourth of four parts). N Engl J Med 289: 1125–1129
44. Smith TW, Willerson JT (1971) Suicidal and accidental digoxin ingestion: Report of five cases with serum digoxin level correlations. Circulation 44: 29–36
45. Smith TW, Curd JG, Haber E (1971) Rapid reversal of digoxin toxicity by Fab fragments from purified digoxin specific antibody. Circulation 44: 11–41
46. Smith TW, Haber E, Yeathman L, Butler VP Jr (1976) Reversal of digoxin intoxication with digoxin-specific antibodies. N Engl J Med 294: 797–800
47. Stopfkuchen J, Gilfrich HJ, Jüngst BK, Gempp K (1978) Massive digoxin intoxication in childhood. A case report. Intensive Care Med 4: 199–201
48. Swanson M, Cacade L, Chun G, Itand M (1973) Saliva calcium and potassium concentrations in the detection of digitalis toxicity. Circulation 47: 736–743
49. Vale JA, Rees AJ, Widdop B, Goulding R (1975) Use of charcoal haemoperfusion in the management of severely poisoned patients. Br Med J I: 5–9
50. Wotman S, Bigger JT, Mandel ID, Bartelstone HJ (1971) Salivary electrolytes in the detection of digitalis toxicity. N Engl J Med 285: 871–876

Alternativen zur Herzglykosidtherapie

E. Erdmann

Der Herzglykosidverbrauch pro 1000 Einwohner ist in Deutschland deutlich höher als in allen anderen Ländern Westeuropas und den USA [6] (Abb. 1). Das mag außer einer Reihe von anderen Ursachen darin begründet sein, daß unsere englischen Kollegen z. B. mehr Diuretika verordnen als wir und die Indikationen für die Herzglykosidbehandlung schärfer, d. h. restriktiver stellen. Es ist tatsächlich fragwürdig, Patienten mit einer Belastungsherzinsuffizienz, die erst bei größerer körperlicher Anstrengung auftritt, also Stadium II nach der New York Heart Association, mit Digitalis zu behandeln. Die körperliche Schonung ist bei diesen Patienten durchaus als Alternative, vielleicht sogar als Therapie der Wahl, zu diskutieren. Andererseits gibt es eine Reihe von Patienten, die Digitalis nicht tolerieren, sei es, daß Bradykardien, AV-Blockierungen oder Übelkeit selbst bei geringer Dosierung auftreten oder, was gar nicht so selten ist, daß die Herzglykosidbehandlung wirkungslos bleibt. In diesen Fällen muß auf andere Therapieformen ausgewichen werden.

In den letzten Jahren sind eine Reihe von neuen therapeutischen Prinzipien (Vor- und Nachlastsenkung) sowie von neuen positiv inotrop wirksamen Medikamenten (Sympathomimetika, Amrinon) in die Klinik eingeführt worden. Auch diese gilt es, im folgenden, letzten Kapitel kritisch in Hinsicht auf ihre Rolle als mögliche Alternative zur Digitalistherapie zu überprüfen.

Alternativen zur Glykosidtherapie bei Herzrhythmusstörungen

Die kongestive Herzinsuffizienz mit Vorhofflimmern bzw. Vorhofflattern ist eine unbestrittene Indikation für die Digitalistherapie [9, 17]. Es ist aber wohlbekannt, daß häufig sehr hohe Glykosiddosen benötigt werden, um die Tachyarrhythmia ab-

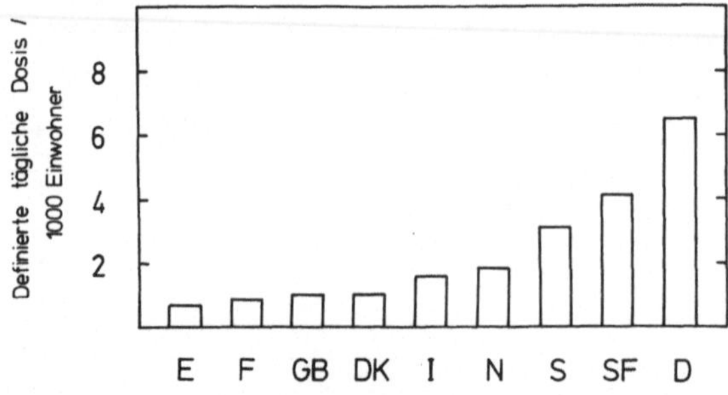

Abb. 1. Der Herzglykosidverbrauch pro 1000 Einwohner in einigen westeuropäischen Ländern (nach [6])

soluta bis auf Frequenzen um etwa 80/min zu verlangsamen [12], und in vielen Fällen gelingt dies trotz extremer Glykosiddosen gar nicht [8]. Bei diesen Patienten empfiehlt sich die Gabe von *Verapamil,* welches ebenfalls eine AV-blockierende Wirkung beim tachykarden Vorhofflimmern zeigt [4]. Es soll geringere negativ inotrope Wirkungen beim Herzinsuffizienten haben als die *β-Rezeptorenblocker,* die bei dieser Indikation natürlich ebenfalls alternativ in Frage kommen [22], und die manchmal schon in relativ geringer Dosierung (z. B. 3mal 20 mg Propranolol p. o.) wirksam sind. Dementsprechend kann auch das schnelle Vorhofflimmern bei Patienten mit Mitralstenose, insbesondere, wenn diese Rhythmusstörung im Vordergrund der klinischen Symptomatik bzw. der Herzinsuffizienz steht, mit Erfolg durch Verapamil (z. B. 3mal 80 mg p. o.) oder Propranolol (z. B. 3mal 40 mg p. o.) behandelt werden. Wegen des fehlenden positiv inotropen Effektes wird man bei diesen Indikationen sehr auf das Auftreten bzw. auf eine mögliche Zunahme der Herzinsuffizienzsymptome achten müssen. Bei Patienten mit Vorhofflimmern aufgrund einer Hyperthyreose sind β-Rezeptorenblocker nicht als Alternative, sondern als Mittel der Wahl anzusehen.

Das *Vorhofflimmern beim WPW-Syndrom* sollte nicht mit Digitalis behandelt werden (s. Beitrag Steinbeck, S. 103). Propranolol alleine aber auch in Kombination mit anderen Antiarrhythmika (z. B. Ajmalin, Propafenon) ist hier häufig effektiv [22].

Gelegentlich gelingt es nicht, paroxysmales Vorhofflimmern durch Herzglykoside bzw. Herzglykoside und Chinidin (oder Disopyramid) zu kontrollieren. Wenn diese Patienten unter dem paroxysmalen Vorhofflimmern leiden oder gar schon Folgen (Embolien, Synkopen) aufgetreten sind und eine effektive Therapie zwingend ist, kann *Amiodarone* (z. B. 200–400 mg p. o. nach einer „loading dose" z. B. 600–1 000 mg p. o. 14 Tage lang) wirksam sein. Wie bei fast allen Antiarrhythmika gilt es hier besonders, die möglichen Nebenwirkungen gegen den Nutzen abzuwägen. Insbesondere bei hohen Dosen (über 400 mg Amidodarone täglich) sind Korneaeinlagerungen, Hautveränderungen, Lungenfibrosen, Hyperthyreosen und Polyneuropathien zu fürchten [15, 20, 23].

Alternativen zur Glykosidtherapie bei akuter Herzinsuffizienz

Bei der akuten Herzinsuffizienz, ausgelöst durch eine Hochdruckkrise, einen Herzinfarkt, eine Lungenembolie oder eine Perikardtamponade, spielen Herzglykoside keine wesentliche Rolle (s. S. 35). Wenn das therapeutische Vorgehen nicht durch die Kausaltherapie (Perikardpunktion, Embolektomie bzw. Streptolyse oder Blutdrucksenkung) bestimmt wird, kommen andere positiv inotrope Maßnahmen mit besserer Steuerbarkeit und ohne zumindest initiale, vasokonstriktorische Effekte zum Einsatz. Andererseits hat gerade in letzter Zeit die kontrollierte und gezielte Senkung des linksventrikulären Füllungsdruckes zur Verbesserung der Ventrikeldynamik Eingang in die intensivmedizinische Therapie der akuten Herzinsuffizienz gefunden.

Durch *Nitroglyzerinderivate* bzw. *Isosorbiddinitrate* wird die Vorlast des linken Ventrikels gesenkt, dadurch kommt es auch zu einer konsekutiven Abnahme der systolischen Wandspannung mit der weiteren Folge eines erniedrigten myokardialen

Sauerstoffverbrauchs [24]. Insbesondere beim akuten Herzinfarkt mit erhöhtem linksventrikulären Füllungsdruck, und das ist die eigentliche, gut untersuchte Indikation für Nitropräparate, hat sich diese Therapie (sublingual bzw. als intravenöse Dauerinfusion) als ausgesprochen erfolgreich gezeigt. Bei erhöhtem Pulmonalkapillardruck sind sogar Zunahmen des Herzzeitvolumens unter Nitraten gemessen worden [7]. Gleichzeitig nahm der arterielle Mitteldruck leicht ab. Bei Patienten ohne erhöhten linksventrikulären enddiastolischen Druck sind allerdings Abnahmen des Herzindex beschrieben worden.

Die Abnahme des myokardialen Sauerstoffverbrauchs resultiert vorwiegend aus den Dimensionsänderungen des linken Ventrikels und der Abnahme der systolischen Wandspannung. Beim Herzinfarkt sind diese Eigenschaften der Nitropräparate erwünscht. Das Verschwinden der Dyspnoe zeigt die erfolgreiche Therapie der Lungenstauung an.

Bei Patienten mit eher hohem systemischen Druck bzw. erhöhtem peripheren Widerstand sowie bei schweren Aorten- und Mitralinsuffizienzen sowie Ventrikelseptumdefekten sind auch andere Vasodilatatoren (Nitroprussidnatrium, Phentolamin) teilweise mit Erfolg gegeben worden [2, 24]. Diese Therapie hat natürlich ebenfalls ihre Komplikationen und Nebenwirkungen. Kritische Drucksenkungen mit Abnahmen des Herzminutenvolumens bzw. der Koronarperfusion müssen durch genaue und kontinuierliche hämodynamische Überwachung verhindert werden.

Eine Kombinationsbehandlung mit Nitraten und den rasch wirkenden und gut steuerbaren Katecholaminen *(Dopamin und Dobutamin)* bietet sich an, wenn das Herzminutenvolumen niedrig ist [27]. Bei der schweren, akuten Linksherzinsuffizienz sind die Sympathomimetika dem Digitalis sogar überlegen, wegen der stärkeren positiven Inotropie, des schnelleren Wirkungseintritts und der guten Steuerbarkeit aufgrund der kurzen Halbwertszeit. Die gemeinsamen Wirkungen der Katecholamine sind neben der Verstärkung der Kontraktionskraft allerdings die Zunahmen von Herzfrequenz, Arrhythmieneigung und myokardialem Sauerstoffverbrauch.

Dopamin stimuliert neben den β_1-Rezeptoren des Myokards die α-Rezeptoren und dopaminspezifischen Mesenterialgefäßrezeptoren, so daß die Nierendurchblutung zusätzlich gesteigert wird. Erst bei höheren Konzentrationen (>300–400 µg/min i. v.) kommt es zur Vasokonstriktion. Deshalb wird Dopamin z. B. beim akuten Herzversagen eingesetzt, wenn die Anhebung des Blutdrucks und die verbesserte Nierendurchblutung erwünscht sind.

Dobutamin stimuliert vorwiegend die myokardialen β_1-Rezeptoren, aber auch die in der Gefäßwand lokalisierten β_2-Rezeptoren. Dadurch kommt es bei relativ geringer Frequenzzunahme zu einer erhöhten Kontraktionskraft bei gleichzeitiger leichter Vasodilatation im arteriellen Stromgebiet. Dobutamin wird daher besonders beim akuten Herzinfarkt mit Herzinsuffizienz und bei der „therapierefraktären Herzinsuffizienz" wegen seiner hämodynamisch logischen und gut steuerbaren Wirkung eingesetzt. Es hat sich auf unseren Intensivstationen tatsächlich bei diesen Indikationen gegenüber dem Digitalis weitgehend durchgesetzt und ist kaum noch als „alternativ" zu bezeichnen.

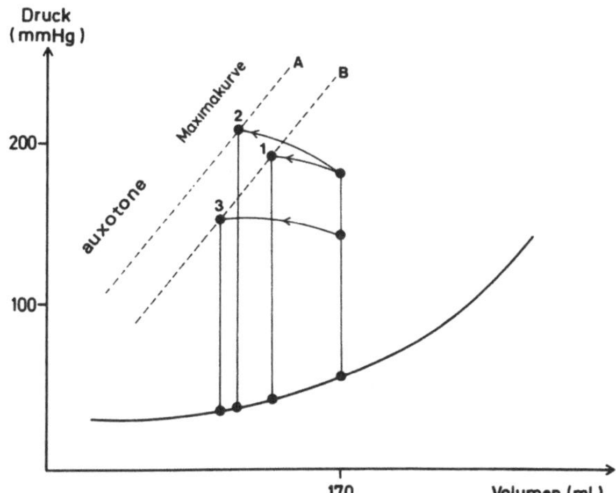

Abb. 2. Schematische Darstellung eines Druck-Volumen-Diagrammes und auxotone Maximakurven bei normaler *(A)* und verminderter Inotropie *(B)*. *1* Herzinsuffizienz; *2* Herzinsuffizienz unter positiv inotropem Einfluß (z. B. Digitalis); *3* Herzinsuffizienz unter Drucksenkung (nach [19])

Alternativen zur Glykosidtherapie bei chronischer Herzinsuffizienz

Wie schon oben erwähnt, betrachten viele unserer englischen Kollegen die Diuretika zumindest als alternative therapeutische Lösung zum Digitalis bei der leichten und mittelschweren chronischen Herzinsuffizienz (II–III NYHA) mit Sinusrhythmus. Diese Meinung basiert auf einigen Auslaßversuchen, bei denen Herzglykoside abgesetzt wurden und gelegentlich die Diuretikadosen erhöht wurden bzw. neu mit Diuretika behandelt wurde [5, 10, 13]. Weiterhin ergab eine daraufhin durchgeführte klinische Untersuchung, daß Patienten mit unter Diuretika kompensierter Herzinsuffizienz keinen subjektiven oder objektivierbaren Vorteil von der zusätzlichen Digitalismedikation hatten [16].

Eine mehr theoretische Betrachtung (Abb. 2) dieses Problems zeigt, daß die Drucksenkung durch Vor- und Nachlastabnahme des Herzens infolge *diuretischer Therapie* bei chronisch reduzierter Ventrikelfunktion mindestens so wirksam in Hinsicht auf ein erhöhtes Herzminutenvolumen sein kann, wie kontraktilitätssteigernde Maßnahmen [19]. Die Verminderung der Nachlast führt über eine Abnahme der instantanen systolischen Wandspannung und Zunahme der Wandspannungsreserve zu einer Senkung des myokardialen Energiebedarfs und auf diesem Wege zu einer Verbesserung der Ventrikelfunktion mit Vergrößerung des Herzschlagvolumens. Diese Reduktion des Energiebedarfs muß eine vordringliche Aufgabe jeder Therapie, besonders der schweren Herzinsuffizienz sein. Dementsprechend ist sogar provokativ gefragt worden, ob die chronische Stimulation eines kranken Ventrikels durch positiv inotrope Pharmaka überhaupt sinnvoll sei [11]. Andererseits haben auch Diuretika eine Reihe von Nebenwirkungen (Viskositätserhöhung, Elektrolytentgleisung, Hypotonie, zerebrale Minderperfusion, Verschlechterung der diabetischen Stoffwechsellage, Hypertriglyzeridämie, Hyperurikämie), so daß genaue und regelmäßige Kontrolluntersuchungen notwendig sind zur Therapieüberwachung.

Tabelle 1. Vasodilatatoren mit vorwiegender Wirkung auf die verschiedenen Systeme (nach [3])

Venöses System	Arterielles System	Venöses und arterielles System
Nitroglyzerin	Hydralazin	Natriumnitroprussid
andere Nitrate	Minoxidil	Phentolamin
Molsidomin		Prazosin
Trimethaphan		Captopril
		Phenoxybenzamin

Bei der schweren chronischen Herzinsuffizienz (IV NYHA) werden – zwar meist zusätzlich zu Diuretika und Digitalis aber bei manchen Fällen auch alternativ – *Vasodilatanzien* eingesetzt. Ähnlich wie bei der akuten Herzinsuffizienz empfehlen sich die Vasodilatanzien besonders bei erhöhtem pulmonalarteriellen Mitteldruck, hohem Füllungsdruck des linken Ventrikels, großem linken Ventrikel und eventuell eher erhöhtem peripheren Widerstand. Man unterscheidet zwischen überwiegenden Venodilatatoren und arteriolären Dilatatoren, ohne daß diese Grenze so scharf zu ziehen ist (Tabelle 1). Diese Therapieform kann jedoch zumindest zum jetzigen Zeitpunkt außerhalb der Klinik noch nicht generell empfohlen werden, da eine Reihe von Nebenwirkungen, insbesondere Blutdruckabfälle, vorkommen können. Eine Detaildiskussion der einzelnen Substanzen würde den Rahmen dieses Kapitels sprengen. Für den interessierten Leser sei verwiesen auf ausgezeichnete Reviewartikel [2, 3]. Möglicherweise zeigen einige Vasodilatanzien eine Tachyphylaxie [17, 18, 26]. Diese Diskussion ist aber noch nicht abgeschlossen. Auch auf die spezifischen Nebenwirkungen soll hier nicht eingegangen werden.

Die für die orale Therapie z. Zt. verfügbaren *Vasodilatanzien* (Hydralazin, Isosorbitdinitrat, Prazosin und Captopril) haben sich für die Langzeitbehandlung empfohlen. Natürlich sind aber die Therapieerfolge auch bei diesen Medikamenten von der Grundkrankheit (koronare Herzkrankheit, Hypertonien, Kardiomyopathie, Vitien usw.) abhängig. Trotzdem kann man wohl sagen, daß beim Vorherrschen der Lungenstauung und des erhöhten linksventrikulären Füllungsdruckes den Nitraten der Vorzug gegeben wird. Wenn Schwäche, Müdigkeit und ein niedriges Herzminutenvolumen im Vordergrund stehen und der periphere arterioläre Widerstand erhöht ist, wird man Hydralazin versuchen. Wenn der pulmonale Kapillardruck bei niedrigem Schlagvolumen erhöht ist, was wohl am häufigsten bei den schwer herzinsuffizienten Patienten vorkommt, wird ein im Venen- und arteriolären System angreifender Vasodilatator wie Prazosin (Tabelle 1) vorzuziehen sein. Ob allerdings die Langzeitprognose der auf diese Behandlung ansprechenden Patienten insgesamt verbessert wird, ist noch nicht erwiesen. Es fällt auf, daß eine mögliche und nachweisbare Verbesserung der Ventrikelfunktion nicht mit einer anhaltenden Verbesserung des Befindens der Patienten korreliert. Kritisch ist angemerkt worden, daß die Zunahme der Haut- und Muskeldurchblutung nach Vasodilatanzienbehandlung nicht unbedingt erforderlich sei. Deshalb ist diese Therapieform auch im eigentlichen Sinne nicht als alternativ, sondern eher als adjuvant zu Diuretika und Digitalis angesehen worden [25].

Bei der vorwiegenden Rechtsherzinsuffizienz (Cor pulmonale) haben sich Vasodilatatoren ebensowenig wie Herzglykoside bewährt [14, 21].

Kürzlich sind einige neu entwickelte, positiv inotrope Substanzen erprobt worden, die alternativ oder zusammen mit Herzglykosiden vielversprechend sind. *Amrinon* ist zwar experimentell als Phosphodiesterasehemmstoff bekannt, wie auch die Methylxanthine, scheint aber bei einigen Patienten, ohne Herzrhythmusstörungen hervorzurufen, therapeutisch sehr effektiv (oral und intravenös) gewesen zu sein [1]. Ebenso wie bei einigen kürzlich erprobten, neuen *oralen Sympathomimetika* (Prenalterol, Pirbuterol) sind aber weitere Untersuchungen notwendig, um den tatsächlichen klinischen Nutzen abschätzen zu können. Grundsätzlich ist bei allen Katecholaminen mit Herzrhythmusstörungen zu rechnen. Andererseits erscheint das Konzept dieser neueren Pharmaka, positive Inotropie mit einer leichten Vasodilatation zu verbinden, sehr erfolgversprechend zu sein.

Zusammenfassend läßt sich sagen, daß einige Medikamente alternativ zu den Herzglykosiden verordnet werden können. Zur Frequenzreduktion bei der Tachyarrhythmia absoluta kommen Verapamil oder β-Rezeptorenblocker in Frage. Diesen fehlt allerdings die kontraktionskraftfördernde Wirkung. Lediglich bei der akuten Herzinsuffizienz haben sich die Nitrate und die Sympathomimetika (Dopamin und Dobutamin) wegen ihrer guten Steuerbarkeit bei gleichzeitiger hämodynamischen Kontrolle dem Digitalis überlegen gezeigt. Bei der chronischen Herzinsuffizienz ist auch aus theoretischen Überlegungen die Therapie mit Diuretika als alternativ zu Herzglykosiden anzusehen. Dies scheint insbesondere in Großbritannien die Lehrmeinung zu sein.

Bei der schweren chronischen Herzinsuffizienz können unter klinischer, engmaschiger hämodynamischer Kontrolle Vasodilatanzien angewendet werden. Ihr tatsächlicher Stellenwert ist aber ebenso wie der der neueren Sympathomimetika (z. B. Prenalterol) bzw. des Amrinons noch nicht ausreichend untersucht. Auf jeden Fall wird man bei diesen Patienten zuerst versuchen, die Behandlung mit Diuretika und Herzglykosiden zu optimieren.

Literatur

1. Benotti JR, Grossman W, Braunwald E, Davolos DD, Alousi AA (1978) Hemodynamic assessment of amrinone. A new inotropic agent. N Engl J Med 299: 1373–1377
2. Bolte H-D (1981) Vasodilatantien bei Herzinsuffizienz – Spezielle Indikationen. In: Bolte H-D (Hrsg) Katecholamine und Vasodilatantien bei Herzinsuffizienz. Springer, Berlin Heidelberg New York, S 49–53
3. Chatterjee K, Ports T (1981) Physiologic and pharmacologic basis for the use of vasodilatators in heart failure. In: Wilkerson RD (ed) Cardiac pharmacology. Academic Press, New York London Toronto, pp 149–205
4. Danilo P, Rosen M (1981) Antiarrhythmic drugs. In: Cardiac pharmacology. Wilkerson RD (ed) Academic Press, New York London Toronto, pp 275–303
5. Dobbs SM, Kenyon WI, Dobbs RJ (1977) Maintenance digoxin after an episode of heart failure: Placebo-controlled trial in outpatients. Br Med J 19: 749–752
6. Friebel H (1982) Arzneimittelverbrauch. Ein Vergleich der Verbrauchssituation in einigen europäischen Ländern. Dtsch Apoth Z 15: 815–818
7. Gold HK, Leinbach RC, Sanders CA (1972) Use of sublingual nitroglycerin in congestive heart failure following acute myocardial infarction. Circulation 46: 839–846
8. Goldman S, Probst P, Selzer A, Cohn K (1975) Inefficacy of „therapeutic" serum levels of digoxin in controlling the ventricular rate in atrial fibrillation. Am J Cardiol 35: 651–655
9. Guz A (1978) The clinical value of digoxin in patients with heart failure and sinus rhythm. In:

Dickinson CJ, Marks J (eds) Developments in cardiovascular medicine. MTP Press, Lancaster, pp 255–261

10. Guz A, McHaffie D (1978) The use of digitalis glycosides in sinus rhythm. Clin Sci Mol Med 55: 417–421
11. Hamer J (1979) The paradox of the lack of the efficacy of digitalis in congestive heart failure with sinus rhythm. Br J Clin Pharmacol 8: 109–113
12. Hurst JW, Paulk EA, Proctor HD, Schlant RC (1964) Management of patients with atrial fibrallation. Am J Med 37: 728–741
13. Johnston GD, McDevitt DG (1979) Is maintenance digoxin necessary in patients with sinus rhythm? Lancet 17: 567–570
14. Mathur PN, Powles P, Pugsley SO, McEwan MP, Campbell M (1981) Effect of digoxin on right ventricular function in severe chronic airflow obstruction. Ann Intern Med 95: 283–288
15. McGovern B, Garan H, Ruskin JN (1982) Sinus arrest during treatment with amiodarone. Br Med J 284: 160–161
16. McHaffie D, Purcell H, Mitchell-Heggs P, Guz A (1978) The clinical value of digoxin in patients with heart failure and sinus rhythm. Q J Med 47: 401–419
17. Opie LH (1980) Drugs and the heart. V. Digitalis and sympathomimetic stimulants. Lancet 26: 912–918
18. Packer M, Meller J, Gorlin R, Herman MV (1979) Hemodynamic and clinical tachyphylaxis to prazosin-mediated afterload reduction in severe chronic congestive heart failure. Circulation 59: 531–539
19. Riecker G, Bolte H-D, Lüderitz B, Strauer BE (1978) Der kardiale Notfall. Ätiologische und pathophysiologische Grundlagen des akuten Myokardversagens. Verh Dtsch Ges Kreislaufforsch 44: 79–98
20. Riva E, Gerna M, Latini R, Giani P, Volpi A, Maggioni A (1982) Pharmacokinetics of amiodarone in man. J Cardiovasc Pharmacol 4: 264–269
21. Rutishauser W (ed) (1981) The place of vasodilators in the long term treatment of intractable heart failure. Huber, Bern, pp 82–99
22. Smith TW, Braunwald E (1980) The management of heart failure. In: Braunwald E (ed) Heart disease, Saunders, Philadelphia London Toronto, pp 509–570
23. Sobol SM, Rakita L (1982) Pneumonitis and pulmonary fibrosis associated with amiodarone treatment: A possible complication of a new antiarrhythmic drug. Circulation 65: 819–824
24. Strauer BE (1977) Organische Nitrate und Vasodilatatortherapie der Herzinsuffizienz. Dtsch Ges Inn Med 83: 154–170
25. Strauer BE (1982) Der Stellenwert der Vasodilatatoren in der Therapie der Myokardinsuffizienz. Dtsch Med Wochenschr 107: 1026–1029
26. Thadani U, Manyari D, Parker JO, Fung HL (1980) Tolerance to the circulatory effects of oral isosorbide dinitrate. Rate of development and cross-tolerance to glyceryl trinitrate. Circulation 61: 526–535
27. Vogel F, Spannbrucker N, Bodem G (1981) Sympathomimetika in der Intensivmedizin. Dtsch Med Wochenschr 106: 1383–1385

Historisches zu den Herzglykosiden

E. Erdmann

Wenn auch manche heilenden Wirkungen der Herzglykoside bzw. von herzglykosidhaltigen Extrakten schon im Altertum bekannt waren [7], so beginnt die Geschichte der klinischen Digitalistherapie eigentlich erst in den letzten 400 Jahren.

1542 Leonhard Fuchs (1501–1566), Arzt und Botaniker in Tübingen, beschreibt die diuretische und abführende Wirkung der Fingerhutextrakte. Er schlägt den Namen „Digitalis" vor [6].

1744 Gerard van Swieten (1700–1772), Leibarzt von Maria Theresia von Österreich, beschreibt die diuretischen Effekte von Scilla maritima [13].

1748 Francois Salerne füttert Truthähne mit Digitalisblättern. Dies führt bei den Tieren nach Krämpfen zum Tod [9].

1785 William Withering (1741–1799) publiziert nach 10jähriger praktischer Erprobung seine Erfahrungen mit Fingerhutextrakten: „An Account of the Foxglove, and some of its Medical Uses: With practical Remarks on Dropsy, and other Diseases". Diese erste Monographie über die Wirkungen und Nebenwirkungen der Herzglykoside wurde weltweit bekannt [15].

1814 Friedrich Kreysig (1770–1839) postuliert eine direkte Herzwirkung der Digitalisglykoside und erklärt weiterhin die bradykardisierende Wirkung als neuronal bedingt (zit. nach [7]).

1859 Rudolf Buchheim (1820–1879) beschreibt in seinem „Lehrbuch der Arzneimittellehre" die kumulierende Digitaliswirkung, die er an der zunehmenden Bradykardie erkannt hatte [3].

1875 Oswald Schmiedeberg (1833–1921), Pharmakologe in Straßburg, isoliert aus Digitalisblättern mehrere Substanzen, von denen er eine Digitoxin nennt [11].

1904 Albert Fraenkel (1864–1938), Internist in Berlin, beschreibt die klinischen Wirkungen der Herzglykoside, 1906 beginnt er die intravenöse Strophanthintherapie der Herzinsuffizienz [4, 5].

1928 Adolf Windaus (1879–1959) isoliert Digitoxin und klärt die Struktur auf [14].

1951 Arnold Augsberger quantifiziert die Digitalistherapie und beschreibt die Variabilität des Glykosidbedarfs sowie der Glykosidtoleranz [1, 2].

1953 Hans Schatzmann beobachtet, daß Herzglykoside an Erythrozyten den aktiven transmembranären Na^+/K^+-Transport inhibieren [10].

1957 Jens Skou entdeckt die $(Na^+ + K^+)$-ATPase, das biochemische Äquivalent der „Na^+/K^+-Pumpe" der Zellmembran, welche spezifisch durch Herzglykoside gehemmt wird [12].

1965 K. Repke identifiziert die membrangebundene $(Na^+ + K^+)$-ATPase als den „Digitalisrezeptor" [8]

Literatur

1. Augsberger A (1951) Quantitatives zur Therapie mit Herzglykosiden. I. Mitteilung. Die Variabilität von Glykosidbedarf und -toleranz. Med Welt 3: 1471
2. Augsberger A (1954) Quantitatives zur Therapie mit Herzglykosiden. II. Mitteilung. Kumulation und Abklingen der Wirkung. Klin Wochenschr 32: 945
3. Buchheim R (1859) Lehrbuch der Arzneimittellehre, 2. Aufl. Voss, Leipzig
4. Fraenkel A (1904) Vergleichende Untersuchungen über die kumulative Wirkung der Digitaliskörper. Arch Exp Pathol Pharmakol 51: 84–102
5. Fraenkel A (1906) Zur Digitalistherapie. Über intravenöse Strophanthintherapie. Verh Dtsch Ges Inn Med 23: 257–265
6. Fuchs L (1542) Historia stirpium. Basel, S 892
7. Greeff K, Schadewaldt H (1981) Introduction and remarks on the history of cardiac glycosides. In: Greeff K (ed) Cardiac glycosides. Springer, Berlin Heidelberg New York (Handbook of experimental pharmacology, vol 56/1, pp 1–12)
8. Repke K, Est M, Portius HJ (1965) Über die Ursache der Speciesunterschiede in der Digitalisempfindlichkeit. Biochem Pharmocol 14: 1785–1802
9. Salerne F (1752) Observation de botanique. Hist Acad R Sci Paris, Année 1748: 74–75
10. Schatzmann HJ (1953) Herzglykoside als Hemmstoffe für den aktiven Kalium- und Natriumtransport durch die Erythrocytenmembran. Helv Physiol Pharmacol Acta 2: 346–354
11. Schmiedeberg O (1875) Untersuchungen über die pharmakologisch wirksamen Bestandteile der Digitalis purpurea. Arch Exp Pathol Pharmakol 3: 16–43
12. Skou HC (1957) The influence of some cations on an adenosine triphosphatase from peripheral nerves. Biochim Biophys Acta 23: 394–401
13. Van Swieten G (1744) Commentaria in H. Boerhaave aphorismos de cognoscendis et curandis morbis, vol 4. Turin, p 258
14. Windaus A (1926/27) Über die Formel der Digitalisglykoside. Nachr Ges Wiss Göttingen Math Naturwiss Kl 170–174
15. Withering W (1785) An account of the foxglove, and some of its medical uses: With practical remarks on dropsy, and other diseases. Swinney, Birmingham

Pharmakaverzeichnis

Im folgenden Verzeichnis sind die in diesem Buch genannten chemischen Kurzbezeichnungen aufgeführt mit den entsprechenden, geläufigsten Handelsnamen.

Acebutolol	–	Prent
α-Acetyldigoxin	–	Dioxamin, Lanadigin, Sandolanid
β-Acetyldigoxin	–	Allocor, Novodigal
Ajmalin	–	Gilurytmal
Alprenolol	–	Aptin
Amilorid	–	Arumil
Amilorid + Hydrochlorothiazid	–	Moduretik
Amiodarone	–	Cordarex
Amphotericin B	–	Ampho-Moronal
Amrinon	–	Versuchspräparat d. Fa. Winthrop (nicht im Handel)
Aprindin	–	Amidonal
Atenolol	–	Tenormin
Atropin	–	Atropin
Bemetizid + Triamteren	–	Diucomb
Bunitrolol	–	Stresson
Bupranolol	–	Betadrenol
Canrenoat-K	–	Aldactone p.i.
Captopril	–	Lopirin
Carbenoxolon	–	Biogastrone
Chinidin	–	Chinidin-Duriles, Optochinidin
Chlorthalidon	–	Hygroton
Cholestyramin	–	Quantalan
Clofibrat	–	nicht mehr im Handel
Clonidin	–	Catapresan
Cyclophosphamid	–	Endoxan
Diazepam	–	Valium
Diazoxid	–	Hypertonalum
Digitoxin	–	Digimerck
Digoxin	–	Digacin, Lanicor, Lenoxin, Novodigal-Injektionslösung
Dihydralazin (= Hydralazin)	–	Nepresol
Diphenylhydantoin (= Phenytoin)	–	Epanutin, Zentropil
Disopyramid	–	Norpace, Rythmodul

Dobutamin	–	Dobutrex
Dopamin	–	Dopamin-Lösung
Etacrynsäure	–	Hydromedin
Furosemid	–	Lasix
Heparin	–	Liquemin
Hydrochlorothiazid	–	Esidrix
Isosorbiddinitrat	–	Corovliss, Isoket, Baycor, Sorbidilat
Isosorbidmononitrat	–	Elantan, Ismo 20, Mono-Mach
Kalium	–	Kalinor, Rekawan
Kaolin-Pektin	–	Kaopectate, Kaoprompt
Lanatosid C	–	Cedilanid, Lanimerck
Lidocain	–	Xylocain
Methyldigoxin	–	Lanitop
Methylproscillaridin (= Meproscillarin)	–	Clift
Metipranol	–	Disorat
Metoclopramid	–	Paspertin
Metoprolol	–	Beloc, Lopresor
Molsidomin	–	Corvaton
Nadolol	–	Solgol
Nifedipin	–	Adalat
Nitroglycerin (= Glyceroltrinitrat)	–	Nitrolingual, Nitro-Mack, Perlinganit
Oncovin (= Vincristin)	–	Vincristin
Orciprenalin	–	Alupent
Ouabain (= g-Strophanthin)	–	Purostrophan, Strodival
Oxprenolol	–	Trasicor
Paraaminosalicylsäure	–	PAS
Peruvosid	–	Encordin
Phenobarbital	–	Luminal
Phenoxybenzamin	–	Dibenzyran
Phentolamin	–	Regitin
Phenylbutazon	–	Butazolidin, Demoplas
Pindolol	–	Visken
Prajmalin	–	Neo-Gilurytmal
Prazosin	–	Minipress
Prednisolon	–	Decortin-H
Prednison	–	Decortin
Prenalterol	–	Versuchspräparat d. Fa. Ciba (nicht im Handel)
Procainamid	–	Novocamid
Procarbazin	–	Natulan
Propafenon	–	Rytmonorm
Propanthelin	–	Corrigast
Propranolol	–	Dociton
Proscillaridin	–	Sandoscill, Talusin
Rifampicin	–	Rifa, Rimactan

Sotalol	–	Sotalex
Spironolacton	–	Aldactone, Osyrol
g-Strophanthin (= Ouabain)	–	Purostrophan, Strodival
k-Strophanthin	–	Kombetin
Succinylcholin (= Suxamethoniumchlorid)	–	Lystenon
Sulfadimethoxin	–	Madribon
Sulfasalazin	–	Azulfidine, Colo-Pleon
Thiabutazid (= Butizid)	–	Saltucin
Timolol	–	Temserin
Tolbutamid	–	Artosin, Rastinon
Toliprolol	–	Doberol, Sinorytmal
Triamteren	–	Jatropur
Triamteren + Hydrochlorothiazid	–	Dytide H
Trimethaphan	–	nicht im Handel
Urapidil	–	Ebrantil
Verapamil	–	Isoptin
Warfarin	–	Coumadin

Sachverzeichnis

G. G. Belz, M. Stauch

Notfall EKG-Fibel

Mit einem Beitrag von F. W. Ahnefeld
3., überarbeitete Auflage. 1982. 44 Abbildungen.
VIII, 98 Seiten. (Kliniktaschenbücher)
DM 24,–. ISBN 3-540-11800-4

β-Rezeptorenblockade

Aktuelle Gesichtspunkte
Herausgeber: F. W. Lohmann
1982. 40 Abbildungen, 35 Tabellen. IX, 114 Seiten
DM 34,–. ISBN 3-540-11302-9

K.-P. Bethge

Langzeit-Elektrokardiographie

bei Gesunden und bei Patienten mit koronarer Herzerkrankung
Mit einem Geleitwort von P. R. Lichtlen
1982. 39 Abbildungen, 15 Tabellen. XII, 91 Seiten
DM 48,–. ISBN 3-540-11386-X

Catecholamines and the Heart

Recent Advances in Experimental and Clinical Research
Editors: W. Delius, E. Gerlach, H. Grobecker, W. Kübler
1981. 149 figures, 49 tables. XIX, 383 pages
Cloth DM 62,–. ISBN 3-540-11119-0

Die Herzstation

Diagnostik, Überwachung, Therapie, Rehabilitation, Organisation
Von O. Bertel, F. Burkart, F. Follath, R. Ritz
1983. 38 Abbildungen, 13 Tabellen. XIII, 213 Seiten
(Kliniktaschenbücher)
DM 29,80. ISBN 3-540-11614-1

P. W. Lücker

Angewandte klinische Pharmakologie

Phase I-Prüfungen
Mit Beiträgen von W. Rindt, M. Eldon
1982. 19 Abbildungen. X, 148 Seiten
(Heidelberger Taschenbücher, Band 214)
DM 19,80. ISBN 3-540-11353-3

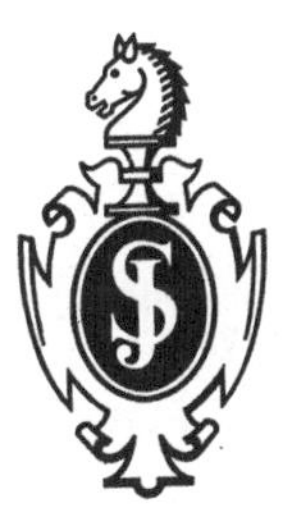

Springer-Verlag
Berlin
Heidelberg
New York
Tokyo

M. E. Pfisterer

Nuklearmedizinische Herzdiagnostik

Methodik, Diagnostik, Differentialdiagnose, Therapiekontrolle und Indikationen bei der koronaren Herzkrankheit
Geleitworte von F. Burkhart, R. Fridrich
1982. 45 Abbildungen, 8 Tabellen. XIV, 150 Seiten
(Kliniktaschenbücher)
DM 29,80. ISBN 3-540-11427-0

G. Riecker

Klinische Kardiologie

Krankheiten des Herzens, des Kreislaufs und der Gefäße
Unter Mitarbeit von H. Avenhaus, H. D. Bolte, W. Hort, B. Lüderitz, B. E. Strauer
2., neubearbeitete und ergänzte Auflage. 1982.
292 Abbildungen. XV, 760 Seiten
Gebunden DM 138,–. ISBN 3-540-10787-8

Röntgenologische Herzvolumenbestimmung

Herausgeber: M. Kaltenbach, H. Klepzig
1983. 76 Abbildungen, 39 Tabellen. IX, 147 Seiten
DM 48,–. ISBN 3-540-11820-9

H. Roskamm, H. Reindell

Herzkrankheiten

Pathophysiologie Diagnostik Therapie
Unter Mitwirkung von zahlreichen Fachwissenschaftlern
2., neubearbeitete und erweiterte Auflage. 1982.
1016 Abbildungen in 1612 Einzeldarstellungen,
149 Tabellen. XXXIII, 1543 Seiten
Gebunden DM 278,–. ISBN 3-540-10508-5

J. Schmidt-Voigt

Die ambulante Herzuntersuchung

Kardiologische Basisdiagnostik für die Praxis
1982. 49 Abbildungen. X, 158 Seiten
DM 48,–. ISBN 3-540-11735-0

Vasodilators in Chronic Heart Failure

Editors: H. Just, W.-D. Bussmann
1983. 124 figures, 17 tables. XV, 233 pages
Cloth DM 69,–. ISBN 3-540-11616-8

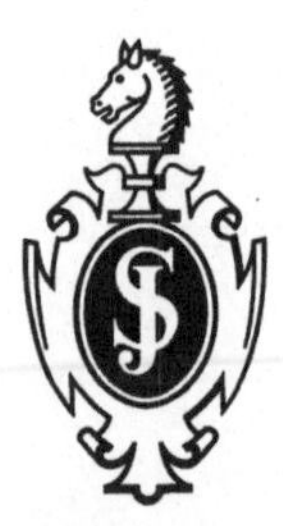

Springer-Verlag
Berlin
Heidelberg
New York
Tokyo